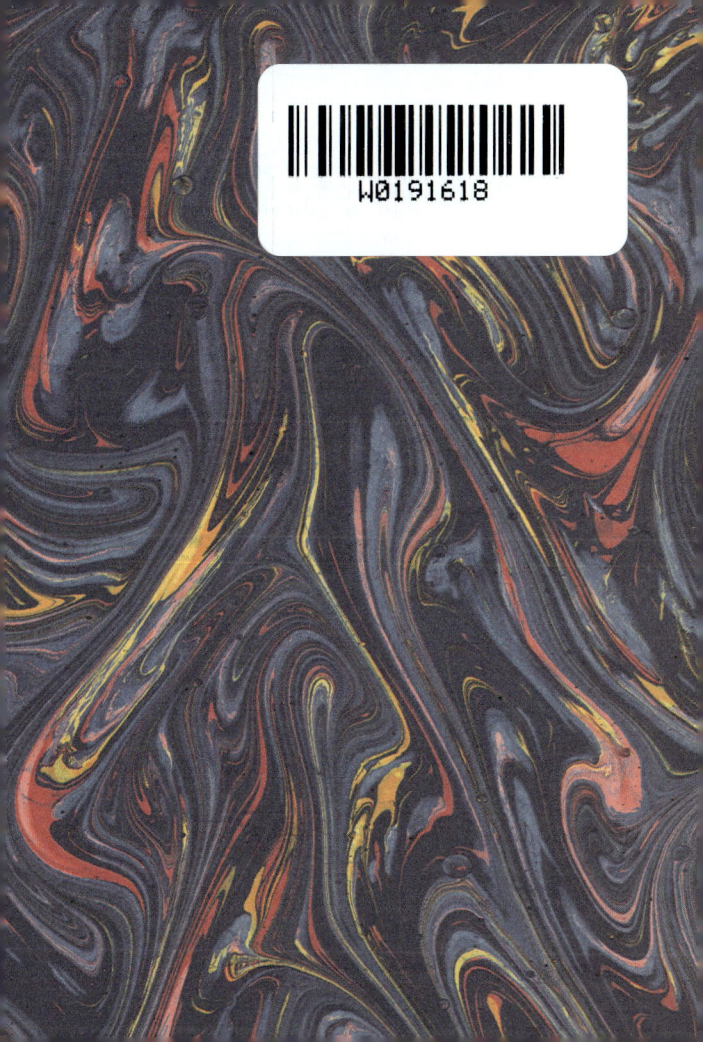

AROMATHERAPIE

GESUND UND SCHÖN
DURCH ÄTHERISCHE ÖLE

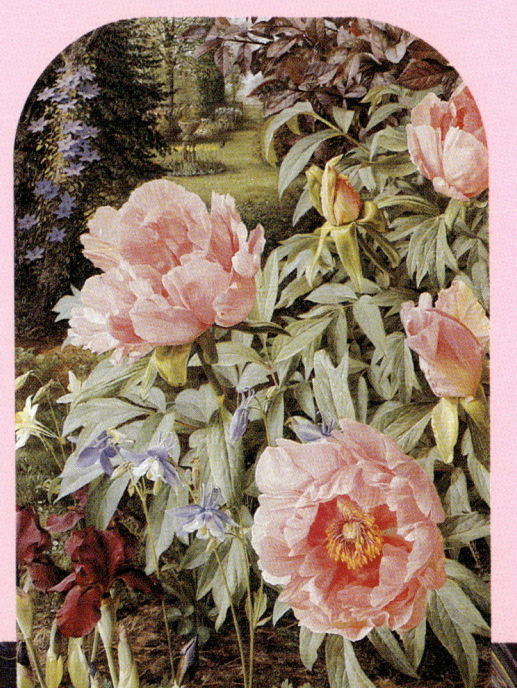

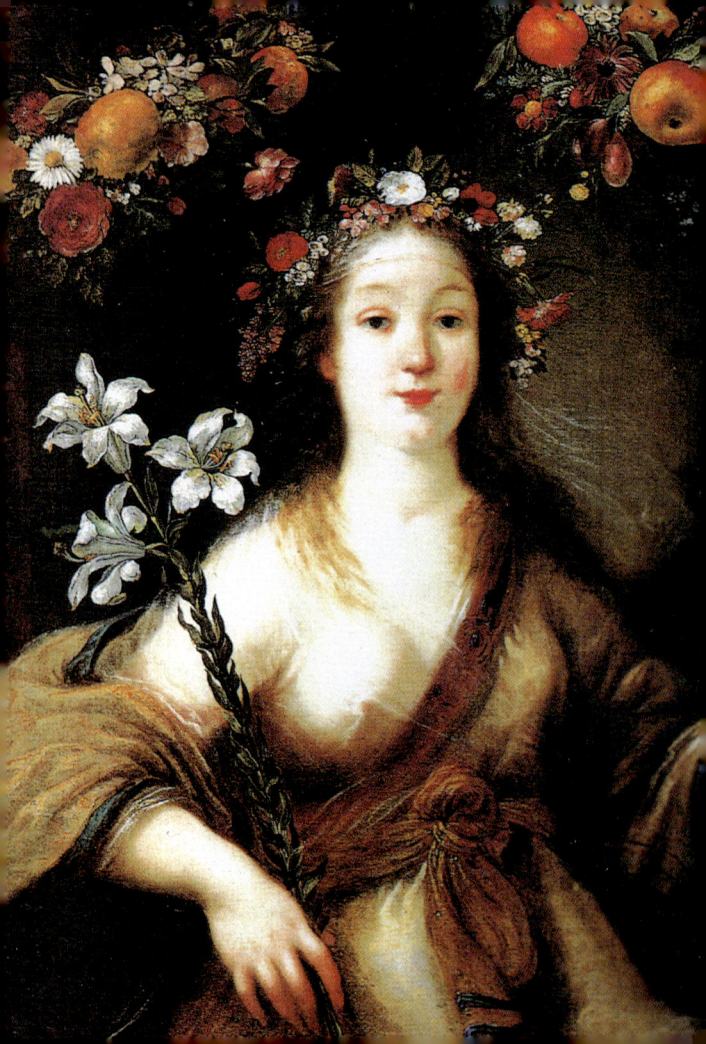

GESUNDHEIT UND WOHLBEFINDEN

AROMATHERAPIE

GESUND UND SCHÖN
DURCH ÄTHERISCHE ÖLE

von W. Craig Dodd Esq.

arsEdition

© der Originalausgabe: 1996 New Holland (Publishers) Ltd
First published in Germany by arsEdition GmbH
Published in the United Kingdom by New Holland (Publishers)Ltd
© dieser Ausgabe: 1997 arsEdition GmbH, München

Aus dem Englischen von Gabriele Gockel
Gestaltung: Craig Dodd
Umschlaggestaltung: Eva Wenger, München

Printed and bound in Singapore · ISBN 3-7607-1186-3

INHALT

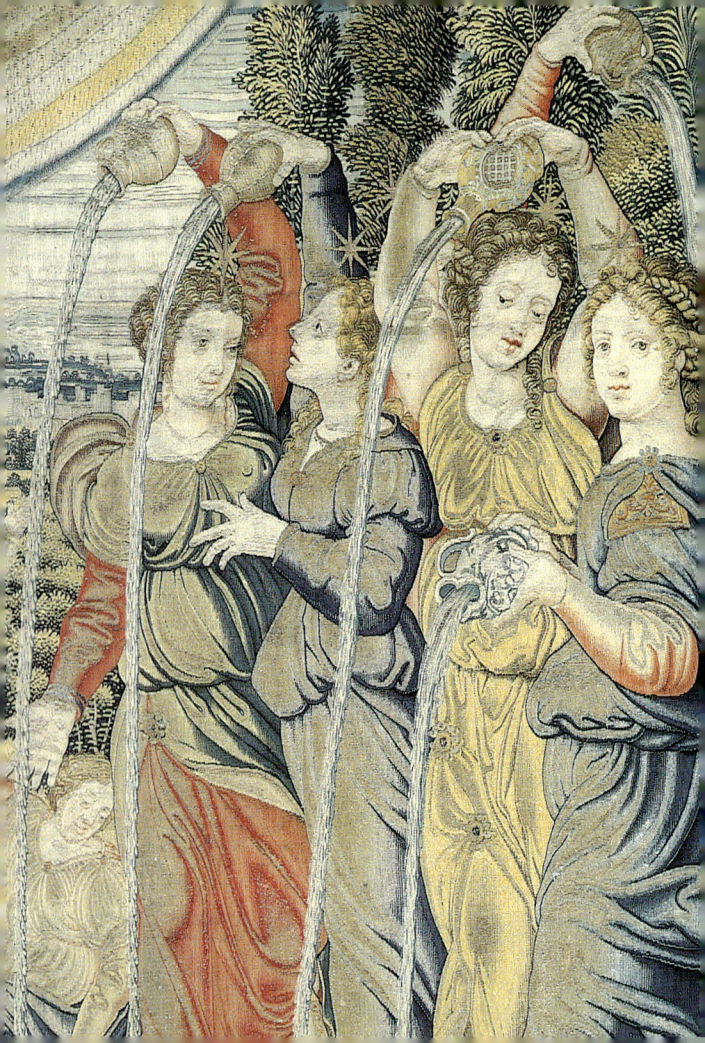

GESUNDHEIT UND WOHLBEFINDEN

»Neun Zehntel unseres Glückes beruhn allein auf der Gesundheit. Mit ihr wird alles eine Quelle des Genusses: Hingegen ist ohne sie kein äußres Gut, welcher Art es auch sei, genießbar ...«

Arthur Schopenhauer

Immer mehr wird uns bewußt, daß es besser ist, durch eine gesunde Lebensführung Krankheiten vorzubeugen beziehungsweise den ersten Anzeichen mit sanften Mitteln entgegenzutreten, als diese im nachhinein zu heilen. Neben einer ausgewogenen Ernährung und der Vermeidung von Umweltgiften (soweit wir darauf Einfluß nehmen können) gehören viel Bewegung und ausreichende Entspannung vom Streß des Alltags zu den vorbeugenden Maßnahmen.

In gleichem Maße finden zunehmend traditionelle, natürliche Heilmethoden wieder Beachtung. Die vier Bände dieser Reihe widmen sich jeweils einem Themengebiet: von Heilkräutern über Aromatherapie und Aphrodisiaka bis zur asiatischen Heilkunst. Dabei findet auch das Jahrhundertealte Wissen von Weisen und Gelehrten, von Kräuterkundigen und Praktikern gebührende Beachtung.

Dies ist kein medizinisches Handbuch, sondern ein Geschenkbändchen. Es soll weder die Konsultation eines Arztes ersetzen noch zur Diagnose oder Behandlung von Krankheiten oder anderen medizinischen Problemen durch den Laien auffordern. Jede Anwendung der Empfehlungen geschieht auf eigene Gefahr des Lesers. Ein Arzt wird ihm sagen können, ob die hier empfohlenen Maßnahmen für ihn geeignet sind. Schwangere Frauen sollten jegliche Einnahme von Medikamenten – seien es chemische oder solche aus der Kräutermedizin – vorher mit ihrem Arzt absprechen.

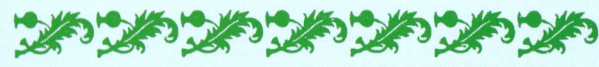

Der Autor dankt Michael Mitchell Johnstone für seine sorgfältigen Recherchen, ohne die dieses Buch niemals entstanden wäre.

Floreat Therapia Aromaticum

Was wäre ein Rosengarten ohne das berauschende Bukett prächtiger, duftspendender Blüten? Ein Obstgarten ohne den Duft der Apfelblüten? Ein Strand ohne den scharfen, salzigen Geruch des Meeres? Ein Nadelwald ohne die Würze des Harzes? Eine heimliche Romanze ohne den unwiderstehlichen Duft des ersehnten Liebhabers?

Von den fünf Sinnen, die unser Leben erst reich machen, ist der oft unterschätzte Geruchssinn der beziehungsreichste. Schon ein leiser Hauch eines Duftes kann uns in die Kindheit zurückversetzen, als es galt, die Welt zu entdecken, und jeder kleine Tümpel in den Felsen uns Abenteuer versprach. Ein bestimmtes Parfüm kann unser Herz höher schlagen lassen, wenn es uns an die erste Liebe erinnert, während ein anderes den Blick mit Tränen trübt, da es uns das Ende einer Liebe ins Gedächtnis ruft.

Im *Oxford English Dictionary* wird Aroma als Geruch eines Gewürzes oder einer Pflanze und Therapie als Heilmethode definiert. Die Vermählung beider ergibt nun eine ganze Palette duftender Heilmittel, die unseren erlahmenden Geist wiederbeleben, die Haut zarter machen, dem Haar neuen Glanz verleihen und unser Leben insgesamt bereichern. Es ist ein kleines Wunder, daß an der Schwelle zum neuen Jahrtausend die Frucht dieser Ehe zu einem der beliebtesten und sicherlich kreativsten Zweige der Heilkunst herangereift ist. Ein großes Angebot an ätherischen Ölen und Zubehör wie Duftlämpchen und Duftpotpourris sind inzwischen nicht nur in Spezialläden, sondern fast in jedem Supermarkt erhältlich.

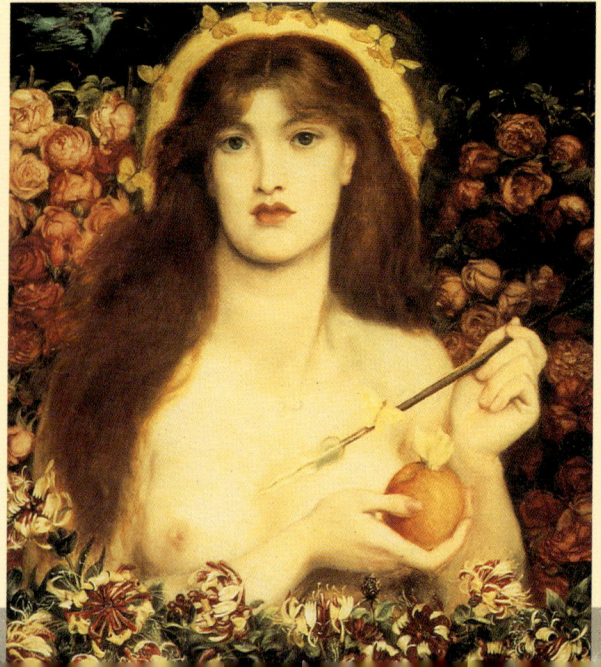

EINE LANGE TRADITION

Wenn im alten Ägypten der Sonnengott Re rot am Abend-
himmel glühte, verbrannten die Priester eine berauschende Mischung aus Safran, Kassie, Lavendel, Zimt,
Wacholder und elf anderen wundersamen Ingredienzen,
um am folgenden Tag seine Rückkehr am östlichen Himmel zu gewährleisten.

Die Griechen glaubten, ihre Götter stiegen, gekleidet
in Gewändern, die mit wohlriechenden Essenzen ge-
tränkt waren, auf duftenden Wolken vom Olymp herab.
Der weise Hippokrates empfahl seinen Zeitgenossen zur
Förderung ihrer Gesundheit, das warme Badewasser mit
Duftölen zu versehen. Und Theophrast beobachtete, daß
»äußerlich angewandte Öle im Innern des Körpers Wirkung tun«.

Die Römer, Erben der griechischen Kultur, waren
geradezu verschwenderisch im Umgang mit Duftölen,
allen voran Nero, der sich, als seine Frau zu ihrer letzten
Ruhestätte getragen wurde, mit einer Menge Parfum be-
netzte, die für ein ganzes Jahr gereicht hätte.

Im geheimnisumwobenen Orient wurden wohlhaben-
de chinesische Frauen zur Niederkunft in einen beson-
deren Raum gebracht, in dem das Holz des Artemesia-
Baums verbrannt wurde. Der Rauch zog die Ahnengei-

ster an und gereichte Mutter und Neugeborenem gleichermaßen zur Freude.

Die Kunst der Destillation, Ende des zehnten, Anfang des elften Jahrhunderts entdeckt, erleichterte die Extraktion der ätherischen Öle und brachte Essenzen von großer Reinheit hervor, die später durch die aus dem Heiligen Land zurückkehrenden Kreuzfahrer nach Europa gelangten.

Ätherische Öle waren bei Kräuterkundigen wie Culpeper und Gerard sehr beliebt. Und trotz wachsender chemischer Kenntnisse, mit denen man die medizinischen Wirkungen der Kräuter nachzuahmen suchte, glaubten viele weiterhin an die geheimnisvolle Macht des Dufts natürlicher Öle. Marcel Proust reiste von Paris in die Normandie, um sich vom Duft der Apfelblüten inspirieren zu lassen. Friedrich von Schiller atmete den beißenden Geruch faulender Äpfel ein, als er ein bestimmtes Wort suchte.

Obwohl die Aromatherapie auf eine lange Geschichte zurückblickt, taucht der Begriff als solcher erst zu Beginn dieses Jahrhunderts auf, als der französische Chemiker Gattefossé, der sich eine Brandwunde zugezogen hatte, die schmerzende Hand in einen mit Lavendelöl gefüllten Krug tauchte. Die Raschheit der Heilung veranlaßte ihn, die ätherischen Öle auf ihren Nutzen für den

Menschen zu erforschen. Zwei weitere Pioniere waren ebenfalls Franzosen – Jean Valnet und Marguerite Maury. Mit Valnets 1964 erschienenem Buch *Aromatherapie* fand diese Therapieform weite Verbreitung. Madame Maury verwendete verdünnte ätherische Öle zur Körpermassage.

Die Methoden der Aromatherapie sind inzwischen nicht mehr nur wenigen Anhängern vorbehalten, sondern haben überall Verbreitung gefunden.

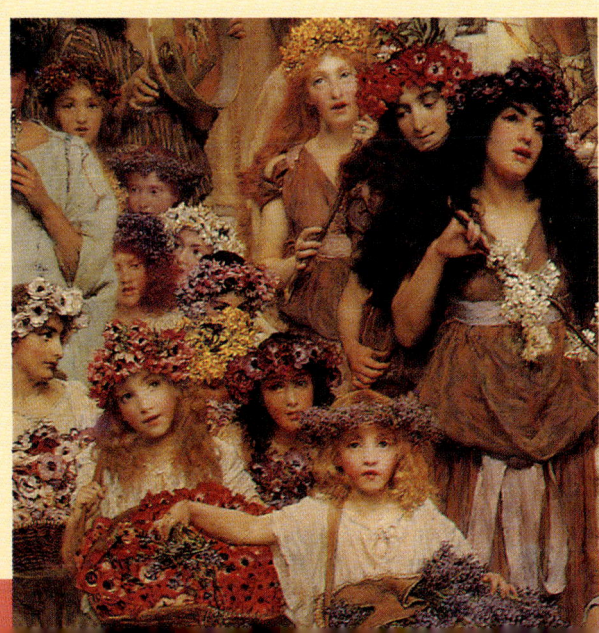

BASILIKUM

Der Legende nach wurde das Basilikum von Kaiserin Helena in Jerusalem am Kreuzigungsort Christi gefunden und von dort nach Griechenland gebracht. Seither breitete sich die Pflanze im ganzen Mittelmeerraum aus. In Indien genießt sie hohes Ansehen und ist den hinduistischen Göttern Krishna und Vishnu geweiht.

Der starke, alles durchdringende Duft des Basilikums weist darauf hin, daß das aus ihm gewonnene Öl zu den kräftigsten im Repertoire des Aromatherapeuten gehört – ganz wie es einer Pflanze gebührt, deren Name vom griechischen *Basileus* abgeleitet ist, was König bedeutet. Das Öl ist so kräftig, daß es nur in äußerst geringer Konzentration verwendet werden sollte.

Wer einer Stärkung seiner Nerven bedarf oder seine Denkkraft anregen möchte, wird im Basilikum das geeignete Mittel finden. Eine Wohltat ist es für jeden, der unter schlechter Verdauung leidet, und eine Hilfe für alle, die Probleme mit den Nasennebenhöhlen haben.

Der nelken- und lakritzartige Geruch des Basilikumöls ist eine ideale Ergänzung zu den Zitrusölen, zu Weihrauch-, Geranium- und Neroliöl, mit denen es sich sehr gut mischen läßt.

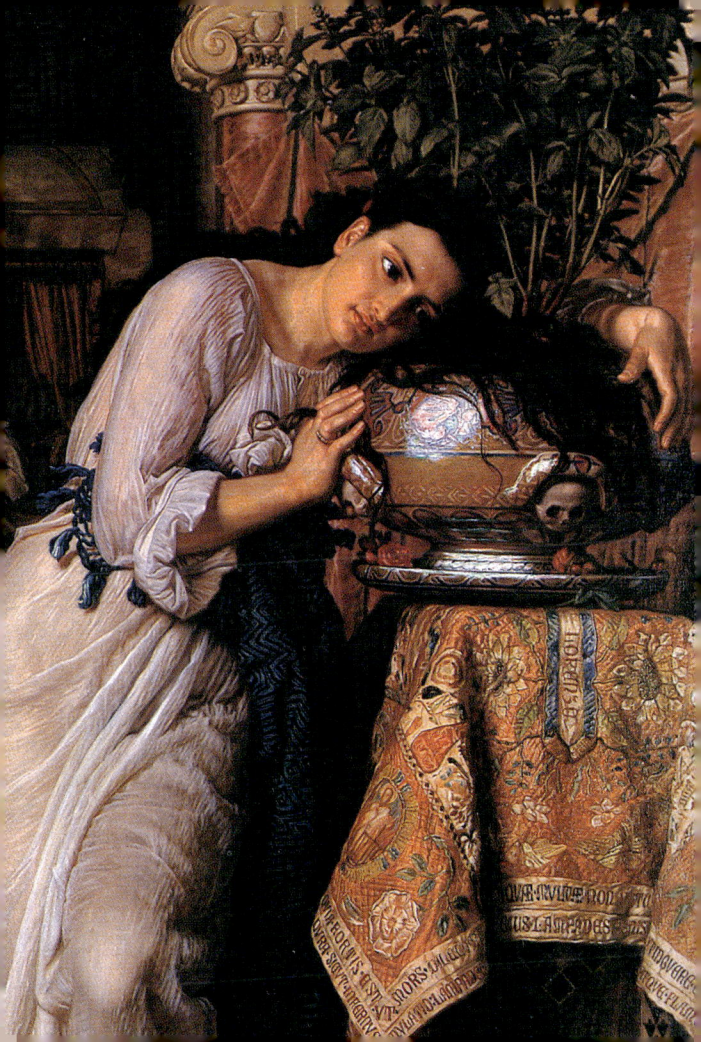

BERGAMOTTE

Viele sind der Ansicht, daß der Name der Bergamotte sich von der, ein paar Kilometer nördlich von Mailand gelegenen Stadt Bergamo herleite, wo sie erstmals angebaut wurde. Andere meinen, der Name gehe auf die einst in der Türkei kultivierte Beibirne, *begarmundi*, zurück.

Der Baum, der zu den kleinsten unter den Zitrusgewächsen gehört, wird heute hauptsächlich in Kalabrien und Sizilien und in geringem Umfang auch in den Küstenwäldern Marokkos und der Elfenbeinküste angebaut.

Das Öl mit der kräftigen, smaragdgrünen Farbe und dem gleichermaßen süßen, zitronigen und blumigen Duft gehört zu den erfrischendsten ätherischen Ölen. Es hilft bei Magenproblemen und hebt die Stimmung. Außerdem ist es ein zuverlässiges Desinfektionsmittel.

Bei Geschwüren, Pusteln und Pickeln, Windpocken, Herpes und Schuppenflechte erweisen sich ein paar Tropfen des Öls – im Badewasser oder auf einer Kompresse – als äußerst wirksam. Als Inhalationsmittel hilft es gegen Depressionen und Angstgefühle. Berühmt aber ist es durch den englischen Teeliebhaber Earl Grey geworden, der es als Aromazusatz zum Tee verwendete.

Eine Warnung an alle Sonnenanbeter:
Da das Bergamottöl die Empfindlichkeit der Haut steigert, wird es in der Regel als Bestandteil von Mitteln zur rascheren Bräunung genannt. Doch hellhäutige Menschen sollten von deren Anwendung Abstand nehmen, da diese Bräunungsmittel zu Hautveränderungen führen können. Und selbst bei dunkelhäutigen Menschen ist dringend davon abzuraten, das Öl direkt auf die Haut aufzutragen.

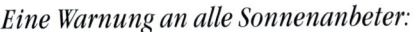

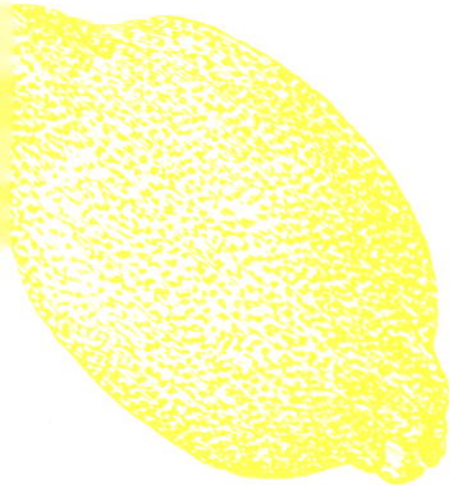

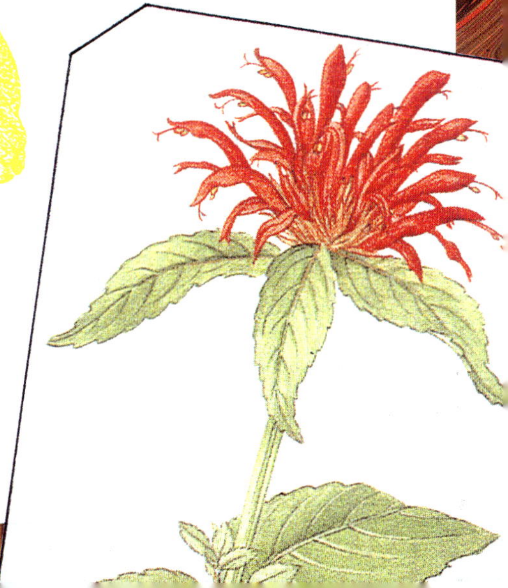

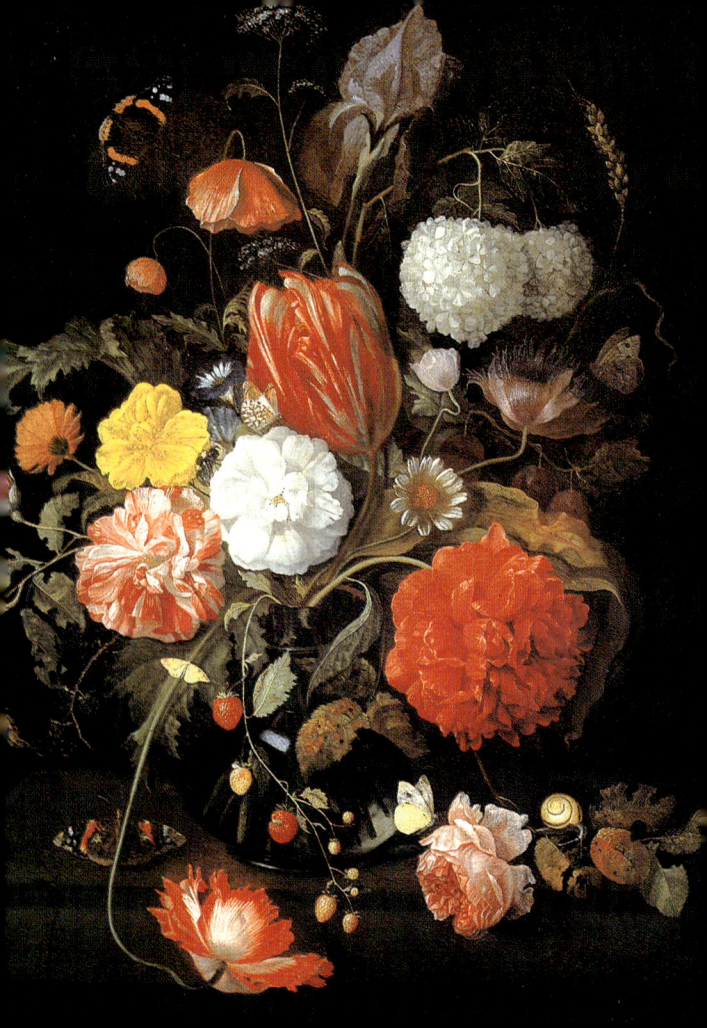

WAS SIND ÄTHERISCHE ÖLE?

Ätherische Öle bilden die Lebenskraft einer Pflanze, vergleichbar der Seele im geistigen Zentrum des Menschen. Sie fördern das Wachstum, ziehen nützliche Insekten an, schrecken Schädlinge ab und schützen vor Krankheiten.

Extrahiert man sie, bieten sie uns eine Palette von Heil- und Schönheitsmitteln. Jedes Öl enthält Hunderte verschiedener Komponenten, die ein Chemiker zwar identifizieren kann, die bisher jedoch kein Labor synthetisch herzustellen in der Lage war.

Manche dieser Öle sind unbezahlbar. Um ein paar Tropfen des wertvollen Jasminöls herzustellen, braucht man Zigtausende von Blüten, die vor Tagesanbruch von Hand gepflückt werden müssen.

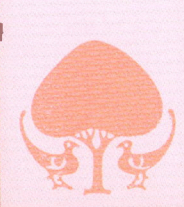
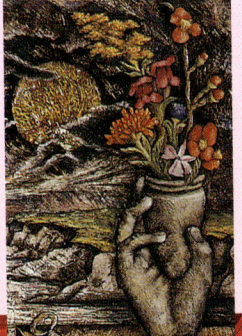
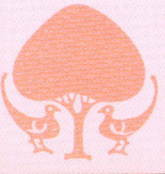

HERSTELLUNGSMETHODEN

Destillation

Bei diesem Verfahren wird der gewünschte Teil der Pflanze mit kochendem Wasser in Verbindung gebracht. Der dieser Mischung entweichende Dampf wird durch miteinander verbundene Glasröhren, den Kondensator, geleitet, von dem die Öltropfen abgeschöpft werden.

Enfleurage

Die älteste und, da sie nur von Hand ausgeführt werden kann, teuerste Methode. Die Blüten werden Schicht für Schicht auf Glasplättchen gelegt, die mit Tierfett oder Bienenwachs bestrichen sind, bis das Fett vollständig vom ätherischen Öl durchtränkt ist. Dieser Mulch wird dann in Alkohol aufgelöst, der das Fett auf den Boden des Behälters absinken läßt. Die Flüssigkeit wird nun erhitzt, bis der Alkohol verdampft ist und das Öl abgegossen werden kann.

Pressen

Bei Zitrusfrüchten befinden sich die ätherischen Öle in winzigen Drüsen der Schale. Indem man diese zusammendrückt, wird das Öl ausgepreßt.

Extraktion durch Lösungsmittel

Blütenblätter werden in einem riesigen Faß mit einem Lösungsmittel vermischt und mittels eines mechanischen Ruders viele Stunden lang gerührt. Wenn den Blättern das Öl entzogen ist, wird die Mischung durchgeseiht und die verbleibende Flüssigkeit gekocht, bis die flüchtigen Bestandteile verdampft sind. Dennoch bleiben bei diesem Verfahren Spuren des Lösungsmittels im Öl zurück. Man bezeichnet sie deshalb im Gegensatz zu den ätherischen Ölen als absolute Öle.

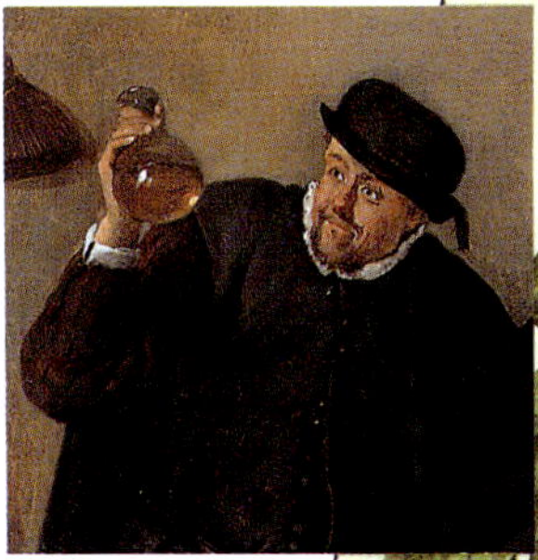

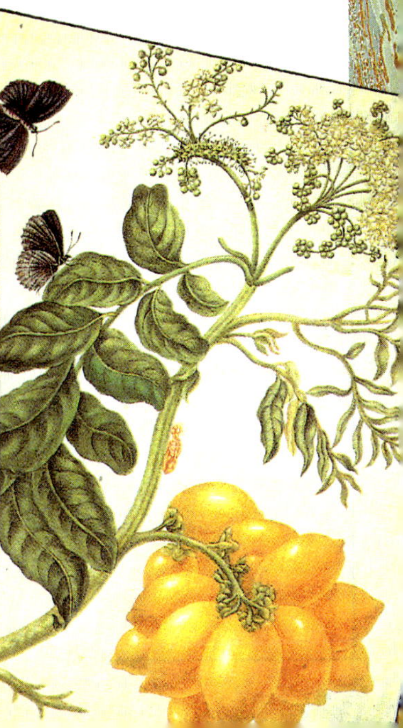

MAGISCHE MISCHUNGEN

Die ätherischen Öle sind so kräftig, daß sie mit einem Trägeröl vermischt werden müssen, bevor sie auf die Haut aufgetragen werden*, sei es, um diese nach einem Insektenstich zu beruhigen oder um sie bei Muskelschmerzen zu massieren. Auch für kosmetische Zwecke sind solche Mittel geeignet

Träger- oder Basisöle werden aus verschiedenen Samen wie Traubenkernen, Nüssen – zum Beispiel Haselnüssen – und Avokadokernen extrahiert, die wegen ihrer Nahrhaftigkeit oft als »Speisekammer der Natur« bezeichnet werden.

Viele dieser Öle, die allesamt schnell von der Haut aufgenommen werden, besitzen selbst Heilkräfte, so zum Beispiel das Öl der Hagebutte, ein starker, aber auch teurer Verbündeter gegen Verbrennungen.

*Ausgenommen hiervon sind Lavendel- und Tea-Tree-Öl. Ein bis zwei Tropfen des Lavendelöls befreien von stechendem Schmerz bei Verbrennungen; Pusteln und Warzen können durch vorsichtige Anwendung – höchstens zwei Tropfen – des Tea-Tree-Öls behandelt werden.

Selbst in wirtschaftlich schwierigen Zeiten lohnt es sich, ein wenig mehr für die unraffinierten, kaltgepreßten Öle auszugeben, die viel gesünder sind als ihre minderwertigeren Verwandten, die in den Supermärkten oft unmittelbar neben ihnen im Regal stehen.

Ein Großteil der im folgenden genannten Öle können miteinander vermischt werden. So kann man schon von den magischen Eigenschaften der teureren Öle profitieren, indem man kleine Mengen davon mit einem einfachen Öl auffüllt. Das kostspielige Aprikosenkernöl beispielsweise verträgt sich gut mit den erschwinglicheren Mandel-, Traubenkern- und Jojobaölen.

Öle dieser Art eignen sich zwar selbst bei sehr empfindlicher Haut, doch sollte man sicherheitshalber zuvor einen einfachen Test durchführen. Tragen Sie ein Tröpfchen an einer sonst verdeckten, aber leicht zugänglichen Körperstelle auf. Wenn nach zwei Tagen noch keine Reaktion eingetreten ist, können Sie davon ausgehen, daß das Öl ohne Risiko als Träger- oder Basisöl verwendet werden kann. Die geringste Entzündung hingegen sollte als Warnung begriffen werden, daß bei häufiger Anwendung eine allergische Reaktion eintreten kann.

Das reichhaltige **Avokadoöl** verleiht der reifen Haut jugendlichen Schwung und hilft all jenen, die über lange

Zeit die Pflege mit guten, feuchtigkeitsspendenden Mitteln vernachlässigt haben. Zudem ist es ein zuverlässiger Helfer bei der Behandlung von Ekzemen und Schuppenflechte – genauso wie sein Verwandter, das teure **Borretschöl**, das jeder in seinem Repertoire haben sollte, der sich über die Jahre sein gutes Aussehen bewahren möchte.

Das vielseitige, wenn auch leicht süßliche **Mandelöl** ist ein Segen bei trockener Haut, die durch die Schadstoffe der Großstadt leicht irritiert wird.

Die einfache **Karotte** bringt ein Öl hervor, das Wunden heilt; das weitverbreitete helle und geruchlose **Traubenkernöl**, das überall erhältlich und preiswert ist, eignet sich für alle Hauttypen und verbindet sich leicht mit charaktervolleren Ölen.

Das helle, leicht einziehende, aber teure **Haselnußöl** wird häufig bei fettiger Haut oder Mischhaut verwendet. Das leichte und zudem preiswerte **Jojobaöl** ist die beste Grundlage für Öle, die in die Haut einmassiert werden sollen.

Das Öl der **Kukuinuß** dringt tief in die Haut ein und eignet sich hervorragend für Säuglinge, während **Makademianußöl** das ideale Mittel für die ältere Generation ist.

Trotz seines strengen Geruchs ist das weitverbreitete **Olivenöl** bei jenen beliebt, die Erleichterung bei wunder oder ausgetrockneter Haut suchen.

Passionsblumenöl wird als Basisöl jenen empfohlen, die unter Hautreizungen leiden oder deren Haut es

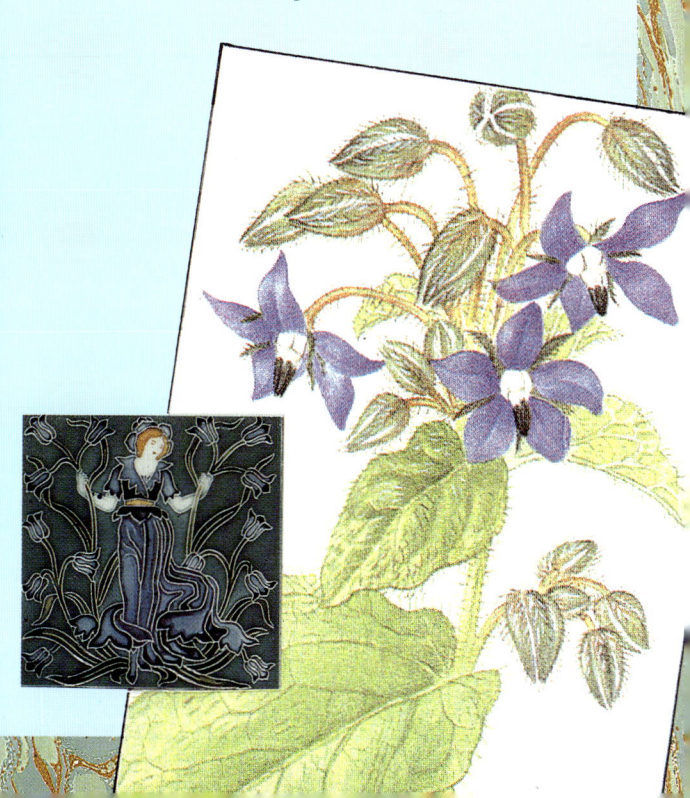

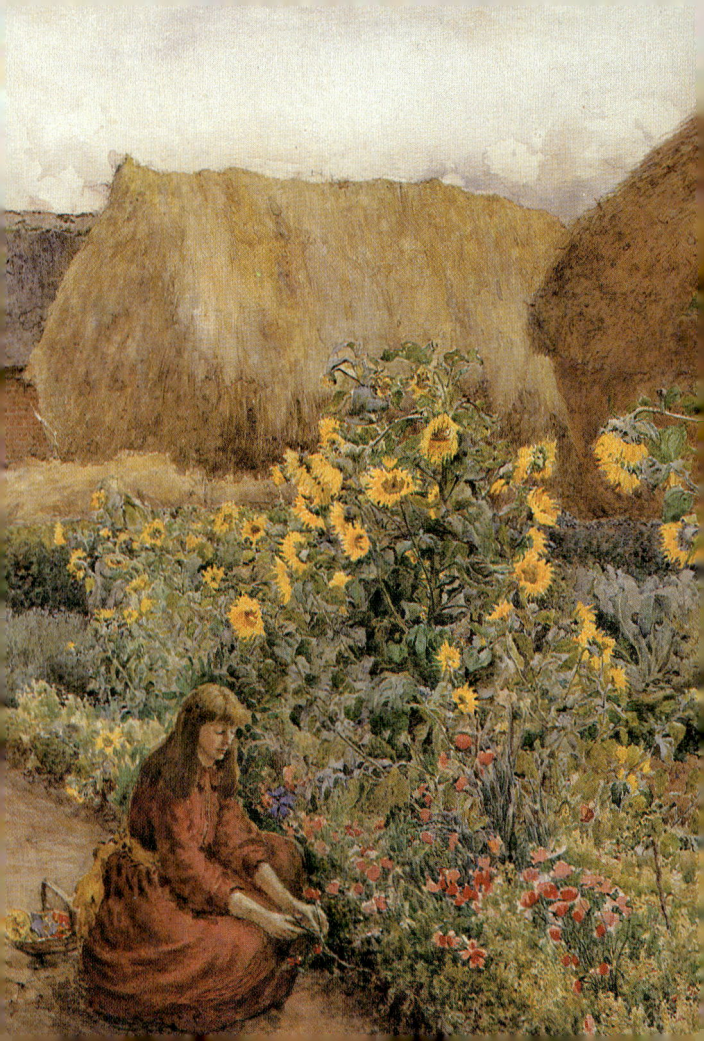

an Elastizität mangelt, während die prächtige, aber teure **Hagebutte** einer vorzeitigen Hautalterung entgegen wirkt.

Das Öl der **Färberdistel** ist der Star in der Niedrigpreisabteilung der Basisöle: Es ist leicht und zieht rasch ein. Wie sein Bruder, das **Sesamöl**, eignet es sich für alle Hauttypen. Das gleiche gilt für das unraffinierte **Sonnenblumenöl**.

Zum Abschluß unseres Schnelldurchgangs durch die Basisöle sei noch das **Walnußöl** genannt, das sich – neben dem **Weizenkeimöl** bei trockener Haut – besonders als Grundlage für Körpermassageöle eignet.

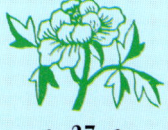

ZEDERNHOLZ

Ein Großteil des heute erhältlichen Zedernholzöls wird aus dem Sägemehl und den Spänen gewonnen, die in den nordamerikanischen Zedernholzmühlen anfallen.

Die Zeder ist ein sehr langlebiger Baum. Reste des Zedernwaldes im Libanon, in dem der weise König Salomon Bäume für den Bau seines Tempels fällen ließ, existieren heute noch. Kein Wunder, daß die Ägypter das Öl, das diese majestätischen Bäume hervorbringen, sehr hoch schätzten, es zu medizinischen und kosmetischen Zwecken sowie zum Einbalsamieren gebrauchten und in ihren Tempeln verbrannten.

Der griechische Arzt und Pharmakologe Dioskorides und der römische Arzt Galen schrieben, daß das Zedernöl Fäulnis verhindere. Heute, zweitausend Jahre später, wissen die Aromatherapeuten, daß das Zedernholz bei der Behandlung dermatologischer Beschwerden äußerst hilfreich ist. Bei Ekzemen zum Beispiel wird dreimal täglich die äußerliche Anwendung einer Mischung aus acht Tropfen des Öls und vier Teelöffeln Weizenkeimöl empfohlen.

Das echte Zedernholzöl gilt als Mittel zur Wiederherstellung der männlichen Sexualkraft. Frauen, die Geschick im Umgang mit der Aromatherapie besitzen und ein bis zwei Tropfen Zedernholzöl in das Aftershave ihres Geliebten geben, werden feststellen, daß diese feine List der beiderseitigen Befriedigung dient.

Unabhängig vom Geschlecht dient das folgende Mittel zur Behandlung von dünnem Haar: Geben Sie zwanzig Tropfen echtes Zedernholzöl in eine Mischung aus zwei Eßlöffeln Traubenkernöl und einem Teelöffel reinem Olivenöl erster Pressung. Das Ganze wird in die Kopfhaut einmassiert und nach zwei Stunden mit Shampon wieder herausgewaschen.

Um das Gesamtbefinden des Haars zu verbessern, gibt man fünfzehn Tropfen des Zedernholzöls in eine Flasche normaler Größe mit gutem Schampon. (Vorsicht: Wer blonde Haarsträhnen hat, sollte sparsam mit dem Zedernholzöl umgehen, da es dazu tendiert, das Haar dunkler zu färben.)

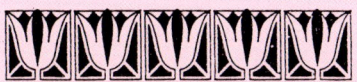

Einige wichtige Hinweise

Hier war ich schon einmal zuvor,
nur weiß ich nicht mehr, wann und wie.
Ich kenne das Gras vor dem Tor,
seinen süßen Duft vergaß ich nie.

Dante Gabriel Rossetti

Obwohl man die verschiedenen Anwendungsarten der natürlichen Düfte nur aus vollem Herzen empfehlen kann, sollte man es trotzdem nicht unterlassen, ein paar warnende Worte über die wichtigsten Bestandteile der Aromatherapie zu verlieren – die ätherischen Öle.

Diese Öle besitzen eine solch hohe Konzentration, daß man sie nicht direkt auf die Haut aufbringen sollte. Sie müssen vorher mit einem Basisöl gemischt werden. Innerlich dürfen sie nur nach ärztlicher Anordnung angewendet werden.

Der Genuß alkoholischer Getränke – es sei denn, ein Gläschen Wein bei Tisch – und Therapien mit ätherischen Ölen vertragen sich nicht.

Schwangere Frauen sollten besonders vorsichtig mit ätherischen Ölen umgehen und diese nur nach Absprache mit ihrem Arzt benutzen.

Sollte irrtümlich einmal ein ätherisches Öl ins Auge gelangen oder dieses durch die aufsteigenden Dämpfe eine Reizung zeigen, so muß es mit kaltem Wasser gespült werden.

Ein übermäßiger Gebrauch kann zu unvorhergesehenen Folgen führen, wenn auch hoffentlich nicht in der tragischen Art und Weise, wie sie ein Gast von Kaiser Nero erfuhr. Der unglückliche Genießer inhalierte die mit Rosenduft geschwängerte Luft so heftig, daß er daran erstickte.

Wer unter medikamentöser Behandlung steht, sollte, da unangenehme Wechselwirkungen nicht auszuschließen sind, vom Gebrauch ätherischer Öle Abstand nehmen, bis diese abgeschlossen ist.

Nach der Anwendung von Zitrusölen ist es ratsam, sich im Schatten aufzuhalten, da die Sonneneinstrahlung zu Hautirritationen führen kann.

DAS ARZNEIBUCH DER AROMATHERAPIE

Die Regale der Büchereien und Buchhandlungen sind übervoll mit Literatur über die heilenden Eigenschaften und die jeweiligen Anwendungsarten von ätherischen Ölen. In diesem kleinen Bändchen können wir leider nur eine kurze Reise durch die umfangreiche Apotheke der Natur unternehmen.

Die ätherischen Öle werden bei der Massage verwendet, in eine Creme gemischt, ins Badewasser gegeben, mittels eines Dampfbads inhaliert, über einen im Raum aufgestellten Zerstäuber oder ein Duftlämpchen tief eingeatmet oder auf eine Kompresse geträufelt. Teilweise werden sie auch innerlich angewendet, doch dies sollte nur nach ärztlicher Anweisung geschehen.

Sicher ist es überflüssig zu erwähnen, aber bei ernsthaften Erkrankungen sollte man unbedingt einen erfahrenen Arzt aufsuchen.

Akne wird mit Bergamotte, Kamille, Wacholder, Lavendel, Zitronengras, Patchouli, Pfefferminze, Rosmarin, Sandelholz und Tea Tree behandelt.

Gegen **Anämie** helfen Pfeffer, Kamille, Zitrone, Pfefferminze, Rosmarin und Thymian.

Bei **Appetitmangel** wirkt schon ein kurzer Kontakt mit Bergamotte, schwarzem Pfeffer, Kamille, Fenchel, Ingwer, Lavendel oder Pfefferminze anregend.

Asthma wird gelindert durch Benzoeharz, Cajeput, Zypresse, Eukalyptus, Weihrauch, Lavendel, Zitrone, Myrrhe, Pfefferminze, Rosmarin und Thymian.

Peinliche **Blähungen** gehen mit Hilfe von schwarzem Pfeffer, Bergamotte, Kamille, Fenchel, Ingwer, Weihrauch und Lavendel zurück.

Gegen **Blasenentzündungen** werden Bergamotte, Cajeput, Eukalyptus, Weihrauch, Lavendel, Sandelholz und Tea Tree empfohlen.

Bluthochdruck, der Fluch des modernen Lebens, kann mit Kamille, Lavendel, Zitrone, Majoran, Neroli und Ylang-Ylang therapiert werden.

Benzoeharz, Cajeput, Eukalyptus, Fenchel, Weihrauch, Lavendel, Zitrone, Myrrhe, Pfefferminze, Rosmarin, Sandelholz, Tea Tree und Thymian sind ein Segen für alle, die unter **Bronchitis** leiden.

Depressionen verbannt man mit Basilikum, Bergamotte, Kamille, Muskatellersalbei, Geranie, Jasmin, Lavendel, Neroli, Patchouli, Rose, Sandelholz, Mandarine, Thymian und Ylang-Ylang.

Bei **Dermatitis** helfen Benzoeharz, Weihrauch, Lavendel, Patchouli, Pfefferminze und Rosmarin.

Eukalyptus, Geranie und Weihrauch haben sich als echte Helfer bei **Diabetes** erwiesen.

Verdauungsstörungen in Form von **Durchfall** werden durch schwarzen Pfeffer, Cajeput, Kamille und Zypresse, sowie durch Eukalyptus, Rosmarin und Sandelholz gemildert .

Ekzeme verschwinden bei einer Behandlung mit Bergamotte, Kamille, Geranie, Weihrauch, Lavendel, Myrrhe, Patchouli und Rosmarin.

Wer sich auf dem gefählichen Pfad zur **Fettleibigkeit** befindet, sollte zu Fenchel, Weihrauch, Zitrone und Rosmarin greifen, um seinen Appetit zu zügeln.

Fieber kann mit schwarzem Pfeffer, Kamille, Eukalyptus, Ingwer, Weihrauch, Lavendel oder Pfefferminze behandelt werden.

Fieberbläschen verschwinden häufig schon nach kurzer Behandlung mit Lavendel und Tea Tree.

Die Schmerzen von **Gicht**patienten lindern Weihrauch, Zitrone, Rosmarin und Thymian.

Lavendel, Majoran, Neroli und Rose sind besonders wirksam zur **Herz**stärkung.

Herzklopfen kann man mit Lavendel, Neroli, Rose, Rosmarin und Ylang-Ylang beruhigen.

Husten und **Erkältungen** werden mit Benzoeharz, schwarzem Pfeffer, Cajeput, Eukalyptus, Weihrauch, Ing-

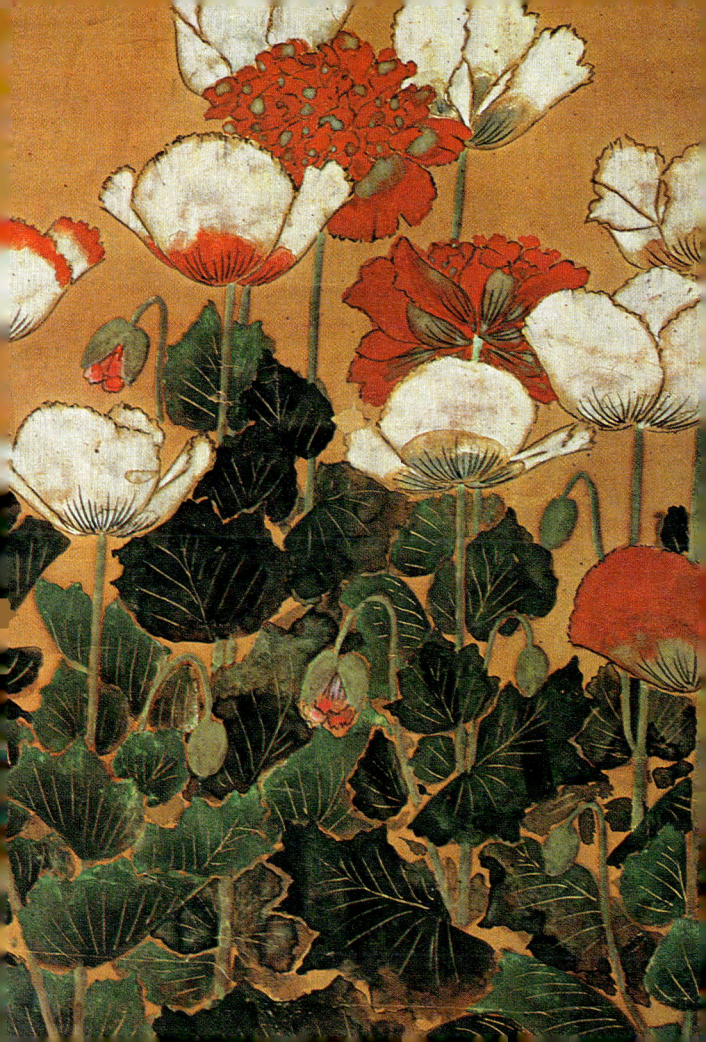

wer, Lavendel, Zitrone, Myrrhe, Pfefferminze, Rosmarin, Sandelholz, Tea Tree und Thymian behandelt.

Katarrhe können oft mit Basilikum, Eukalyptus, schwarzem Pfeffer, Weihrauch, Lavendel, Myrrhe und Tea Tree gelindert werden.

Fenchel, Weihrauch und Rosmarin sind hilfreich für all jene, die dem Alkohol zu stark zugesprochen haben und mit einem **Kater** aufwachen.

Zu den zahlreichen Helfern gegen **Koliken** gehören Bergamotte, schwarzer Pfeffer, Kamille, Muskatellersalbei, Fenchel, Wacholder, Lavendel, Zitronengras, Majoran und Pfefferminze.

Kopfschmerzen, die nicht auf Alkoholgenuß zurückgehen, werden mit Basilikum, Kamille, Lavendel, Majoran, Pfefferminze und Rosmarin gelindert.

Kamille, Zypresse, Geranie, Lavendel, Zitrone, Pfefferminze, Rose, Rosmarin und Mandarine wirken sich günstig auf die **Leber** aus.

Die Liste der Mittel gegen **Magenverstimmungen** ist sehr umfangreich und enthält Basilikum, Bergamotte, Kamille, Fenchel, Ingwer, Lavendel, Zitronengras, Myrrhe, Neroli, Pfefferminze, Rosmarin und Mandarine.

Mandelentzündungen verschwinden bei einer Behandlung mit Benzoeharz, Cajeput, Eukalyptus, Geranie, Ingwer, Lavendel, Zitrone und Sandelholz.

Schmerzhafte **Neuralgien** werden in der Regel mit schwarzem Pfeffer, Kamille, Eukalyptus, Lavendel, Pfefferminze, Tea Tree und Thymian gelindert.

Ohrenschmerzen werden mit Basilikum, Kamille und Lavendel gemildert.

Reiseübelkeit kann man mit Ingwer und Pfefferminze beikommen.

Einen **Schluckauf** bekommt man mit Basilikum, Fenchel und Mandarine in den Griff.

Schmerzen können mit schwarzem Pfeffer, Kamille, Eukalyptus, Weihrauch, Ingwer, Wacholder, Lavendel, Zitrone, Majoran, Pfefferminze, Rosmarin und Thymian behandelt werden.

Bei **Sodbrennen** sind schwarzer Pfeffer oder Zitrone zu empfehlen.

Gegen **Spannungen während der Periode** helfen Kamille, Zypresse, Geranie, Lavendel und Rose.

Ein träger **Verdauungsapparat** wird durch schwarzen Pfeffer, Fenchel, Weihrauch oder Pfefferminze angeregt.

Eine unangenehme **Verstopfung** kann häufig mit schwarzem Pfeffer, Fenchel, Majoran, Rose und Rosmarin gelindert werden.

Kamille und Pfefferminze helfen bei nervenaufreibenden **Zahnschmerzen**.

KAMILLE

Die Bezeichnung stammt von dem griechischen Wort für »Erdapfel« – wegen des apfelähnlichen Geruchs. Die Blüten des Korbblüters finden wegen ihrer bitteren, tonisierenden Eigenschaften in der Medizin Verwendung.

Die Liste der Beschwerden, die mit Hilfe der Echten Kamille, der *Matricaria chamomilla* behandelt werden können, reicht von Kolitis bis Rheumatismus. Junge Menschen, die unter der gefürchteten Akne leiden, sollten auf dieses wirksame Öl zurückgreifen, ebenso alle, die von Ängsten, Geschwüren, Frostbeulen, Koliken, Herpes, Magenverstimmungen oder Schlaflosigkeit geplagt werden.

Die Kamille wirkt harmonisierend, besänftigend und beruhigend. Von ihren Anhängern wird sie wegen der heiteren Stimmung, die sie auslöst, gepriesen. Sie wurde schon von dem klugen Hippokrates empfohlen, der sie der Sonne weihte, weil »sie das Wechselfieber heilt«. 1656 schrieb einer der Angesehensten unter den Kräuterkundigen, John Parkinson, ein mit Kamille angereichertes Bad könne »die Gesunden stärken und die Schmerzen der Kranken lindern«.

Wer endlich einmal wieder friedlich in Morpheus' Armen eine Nacht verbringen möchte, wird entdecken, daß schon ein paar Tropfen Kamillenöl im abendlichen Bad genügen, um den Gott des Schlafes herbeizurufen, der bei manchen ein allzu seltener Gast ist.

Wer unter Liebeskummer leidet, wird in den finstersten Stunden Trost bei der Kamille finden.

So edel die Kamille auch ist, ihre hohe Stellung hindert sie nicht, sich aufs Trefflichste mit Geranien-, Lavendel-, Rosen- und Ylang-Ylang-Öl zu verbinden.

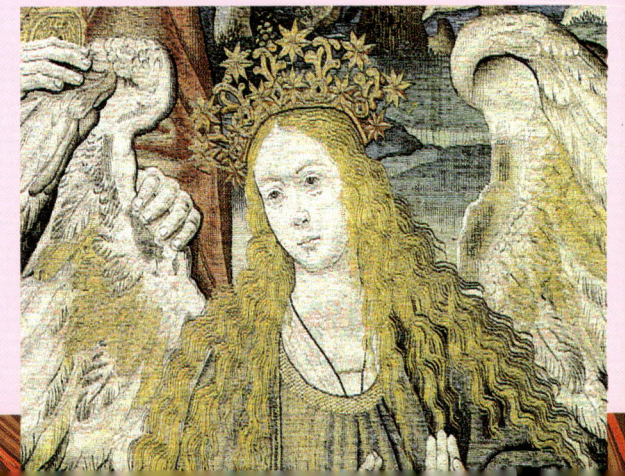

PERSÖNLICHE VORLIEBEN

Die von Ihnen bevorzugten ätherischen Öle können Auskunft über Ihre Persönlichkeit geben. Wenn Sie Blütenöle mögen, sind Sie eher dynamisch und selbstbewußt. Wenn Sie hingegen die aus Blättern gewonnenen Öle bevorzugen, sind Sie vielleicht melancholisch und distanziert. Entscheiden Sie sich für eines der folgenden acht Öle, und beurteilen Sie selbst, ob Ihr Geruchssinn mit Ihrer Persönlichkeit übereinstimmt.

Bergamotte – Muskatellersalbei –
Patchouli – Weihrauch –
Ingwer – Dill –
Kardamom – Zedernholz

Wenn **Bergamotte** unwiderstehlich auf Ihren Geruchssinn wirkt, sind Sie zuverlässig, gesellig, freundlich und gütig, aber auch unentschlossen, abwehrend, unsicher und kindisch.

Wessen Wahl auf **Muskatellersalbei** gefallen ist, der ist liebevoll und großzügig, freundlich und hilfsbereit, neigt aber dazu, andere beeinflussen und beherrschen zu wollen, und trägt Züge eines Hypochonders.

Wer **Patchouli** bevorzugt, ist einerseits weise, verständnisvoll und kreativ, andererseits zynisch, geizig und überkritisch.

Anhänger des **Weihrauchs** besitzen die Weisheit eines Salomons, aber auch den Stolz eines ganzen Aufgebots von Pfauen und das moralische Bewußtsein eines Heiligen.

Wer **Ingwer** den ersten Platz einräumt, besitzt eine unendliche Geduld und die Treue eines Hundes; leider neigt er zu geistiger Abwesenheit und hat den Elan eines schlaffen Salatblattes.

Liebhaber des **Dills** haben viel Energie und die Intuition eines Telepathen, doch ihre melancholischen Anwandlungen und ihre Zurückhaltung wirken oft abstoßend.

Glücklich, die **Kardamom** lieben. Geschickt und erfolgreich sind sie, extravertiert und unterhaltsam; kein Wunder, daß die Kollegen Sie für oberflächlich, unhöflich, ungehobelt und manchmal sogar zügellos halten!

Selbstvertrauen ist das Schlüsselwort für die Liebhaber des **Zedernholzes**; sie sind bestimmt, ernst und standhaft. Wer hätte gedacht, daß zu diesen Perfektionisten auch Iwan der Schreckliche gehörte?

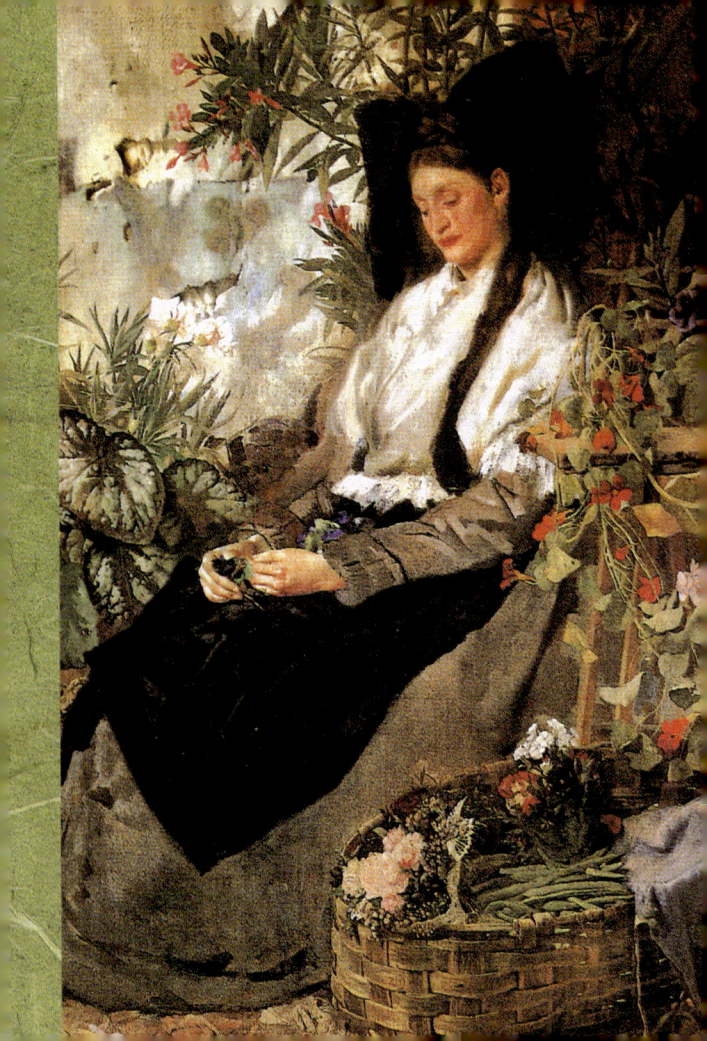

DIE KRAFT DER BLÜTEN

Wir alle kennen Zeiten, da das Leben uns übel mitspielt. Unsicherheit am Arbeitsplatz kann zu häuslichen Spannungen führen, eine Beziehung läuft vielleicht nicht so gut, wie wir es uns wünschen; irgend etwas scheint uns davon abzuhalten, unser Potential wirklich auszuschöpfen. Und nicht selten nehmen diese Sorgen und Nöte die Form von Krankheiten an. Eine Hilfe können in solchen Fällen die wunderbaren Bachblüten sein.

Edward Bach wurde 1886 in der Nähe Birminghams geboren und verbrachte nach seiner medizinischen Ausbildung mehrere Jahre damit, die Rolle der Bakterien bei chronischen Krankheiten zu erforschen, bevor er seine gutgehende Praxis in London eröffnete.

Je länger er die Reichen und Schönen behandelte, die ihn in Scharen aufsuchten, desto überzeugter war er, daß die jeweilige Persönlichkeit seiner Patienten nicht nur ihre Symptome beeinflußte, sondern auch ihre Reaktion auf die Behandlung. Dies führte ihn dazu, seinen oft zitierten Grundsatz zu formulieren: »Behandle die Persönlichkeit und nicht die Krankheit.« Krankheit, so meinte er, sei ein Alarmsignal unseres inneren Selbst, das nach einer Veränderung unserer Lebensweise und unserer geistigen Einstellung verlange.

Er wandte sich nun nicht der konventionellen Medizin, sondern dem Pflanzenreich zu, zunächst in Form der Homöopathie. 1930 verließ er die mondäne Harley Street und ging wieder aufs Land. Dort streifte er umher und sammelte Pflanzen und Blüten, die, so glaubte er, den Schlüssel zu Gesundheit und Glück in sich bergen.

Bach fand 38 Pflanzen, die alle bekannten negativen Gemütszustände abdecken. Diese kategorisierte er in sieben Hauptabteilungen: Furcht, Unsicherheit, Unentschlossenheit, mangelndes Interesse an der Gegenwart, Überempfänglichkeit für Ideen und Beeinflußbarkeit, Mutlosigkeit und Verzweiflung und schließlich übermäßige Sorge um das Wohlergehen anderer.

Er besaß die Gabe, sich selbst in die negativen Gemütszustände zu versetzen, für die er ein Heilmittel suchte. Dann begab er sich in die Natur, bis er die Blüten fand, die sofort wieder Harmonie und Heiterkeit herstellten und innerhalb weniger Stunden die physischen Anzeichen des negativen Zustands beseitigten.

Die Mittel selbst sind in Apotheken erhältlich, aber noch besser ist es, dem Beispiel des englischen Arztes zu folgen und in der freien Natur die Pflanzen und Blumen zu suchen, die man zur Herstellung der Tinkturen benötigt.

Bei der Herstellung unterscheidet man drei Stufen – die Zubereitung des Basiskonzentrats, der Vorratsflasche und der sogenannten Einnahmeflasche.

Das Basiskonzentrat

Das Grundkonzentrat kann auf zwei verschiedene Weisen hergestellt werden. Die einfachere Sonnenmethode eignet sich für Blumen, die zum Frühjahrsende und im Sommer blühen, wenn die Sonne die größte Kraft besitzt. Die Blüten werden mit größter Sorgfalt gegen neun Uhr morgens gesammelt, wenn sie geöffnet und schon einige Zeit von der Sonne beschienen wurden. Sie werden in eine mit Quellwasser gefüllte Flasche gegeben und drei Stunden lang dem direkten Sonnenlicht ausgesetzt. Es gleicht einem Wunder, wie auf diese Weise die Energie der Blüten in das Wasser übergeht.

Auch bei der zweiten Methode werden Blüten und Zweige um neun Uhr morgens gepflückt, dann aber eine halbe Stunde lang in Quellwasser leise gekocht. Anschließend wird die Flüssigkeit abgeseiht.

Die Vorratsflasche

Um die Vorratsflasche herzustellen, wird das Basiskonzentrat mit ein wenig Alkohol versetzt, der konservierend wirkt. Diese Mischung wird in eine verschließbare Flasche geschüttet und entsprechend etikettiert.

Die Einnahmeflasche

Die Einnahmeflaschen enthalten eine Mischung aus einigen Tropfen der Vorratsflasche, reinem Quellwasser sowie ein wenig Alkohol. Auf diese Flasche werden wir zurückgreifen, wenn wir Linderung für unsere Beschwerden suchen.

Zur Einnahme gibt man zwei Tropfen aus der Einnahmeflasche in ein Glas natürliches Mineralwasser oder Fruchtsaft und nippt alle fünf Minuten daran, bis die Gemütslage sich bessert. Behalten Sie die Flüssigkeit einige Augenblicke lang im Mund, und wenn Sie sie hinunterschlucken, stellen Sie sich vor, ein reinigendes Licht würde den ganzen Organismus erleuchten und den unerwünschten Gemütszustand zum Verschwinden bringen.

Man kann auch dem Massageöl ein bis zwei Tropfen aus der entsprechenden Vorratsflasche beifügen oder die Wirkung eines normalen Aromatherapiebades durch fünf bis sechs Tropfen der geeigneten Bachblüten verbessern.

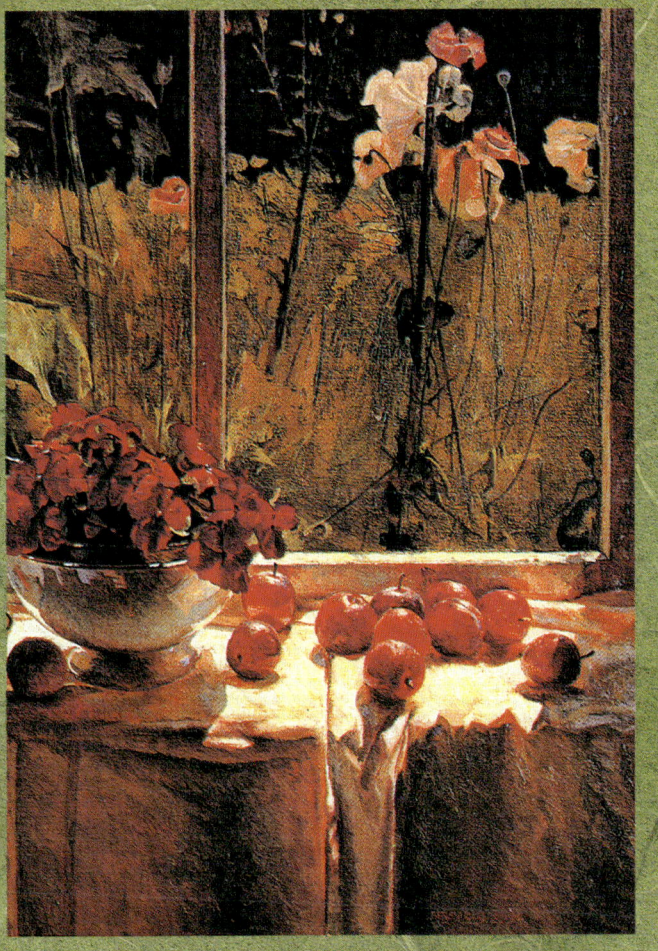

38 KLEINE WUNDER

Die Furcht vor der Welt hat im Reich der Natur keinen
Platz, da das Göttliche in uns, unser Selbst, unbesieg-
bar und unsterblich ist, und wenn wir das nur erkennen, brauchen wir uns als Kinder Gottes vor nichts
mehr zu fürchten.

Edward Bach

Bach identifizierte 38 Heilmittel aus der Natur, mit denen man die negativen Kräfte, die sich in Krankheiten
manifestieren, bekämpfen kann. Diese natürlichen Wun-
dertäter reichen von den zarten Blüten der Kirschpflaume bis zum Heidekraut, vom duftenden Geißblatt bis zur
kräftigen Ulme.

Bleiwurz ermutigt alle, die kein Vertrauen in die eigene
Urteilsfähigkeit besitzen, auch ohne die Zustimmung anderer zu handeln.

Edelkastanie hilft jenen, die nicht an die Zukunft
glauben, zu erkennen, daß es einen neuen, hoffnungs-
vollen Morgen geben wird.

Eiche eignet sich für jene, die ständig kämpfen und
sich von der Aussicht auf nie enden wollende Kämpfe
entmutigt fühlen.

Eisenkraut dämpft zu starken Enthusiasmus.

Espe wirkt in jenen Augenblicken, in denen wir von einem bedrohlichen Katastrophengefühl überfallen werden.

Das **Geißblatt** hilft jenen, die allzusehr in der Vergangenheit leben, sich der Gegenwart zu stellen.

Das **gelbe Sonnenröschen** ist sehr wirksam bei Angst und Panik.

Goldiger Milchstern hilft bei Folgeerscheinungen eines Schocks – sei es nach einem Autounfall oder dem Verlust eines Menschen.

Die **Hainbuche** verbannt das trübe Montagmorgengefühl und verleiht Spannkraft.

Herbstenzian stärkt all jene, die sich leicht entmutigen lassen.

Der **Holzapfel** trägt dazu bei, Selbsthaß und Niedergeschlagenheit zu überwinden. Er ist die einzige Bachblüte, die bei Körperbeschwerden – vor allem Akne, Ekzemen und Schuppenflechte – verordnet wird.

Impatiens macht die Ungeduldigen gelassener und die Überreizten ruhiger.

Kirschpflaume ist ein Segen für jene Menschen, die um ihr geistiges Wohlbefinden besorgt sind.

Die **Knospe der Roßkastanie** hilft Menschen, die nicht aus Fehlern lernen können.

Lärche beseitigt Minderwertigkeitskomplexe und hebt das Selbstvertrauen. Sie hilft, mit Zuversicht in die Zukunft zu blicken.

Mimulus hilft allen, die Angst vor dem Unbekannten haben.

Odermennig hilft allen, die ihre inneren Seelenqualen hinter einem liebenswürdig-heiteren Äußeren verbergen, zu erkennen, daß Gelassenheit nicht ein Zeichen von Schwäche, sondern von echter Stärke ist.

Olive steigert die physische und geistige Energie und trägt zur Erholung nach einer Krankheit bei.

Roßkastanie hilft jenen, die nachts mit unliebsamen Gedanken wachliegen.

Rotbuche ersetzt Intoleranz durch Toleranz, Kritik durch Zustimmung und Arroganz durch Demut.

Die **rote Kastanie** wird allen empfohlen, die sich zuviel Sorgen um das Wohlergehen anderer machen.

Das **schottische Heidekraut** ermutigt jene, die nur um die eigenen Sorgen kreisen, anderen gegenüber Mitgefühl zu zeigen.

Die **schottische Kiefer** hilft jenen, die sich ständig Selbstvorwürfe machen und gerne die Schuld anderer auf sich nehmen.

Stechginster hilft allen, die nicht mehr weiter wissen und verzweifelt in die Zukunft blicken.

Die **Stechpalme** trägt dazu bei, Haß, Eifersucht und Neid zu bewältigen.

Die **Sumpfwasserfeder** macht die Stolzen demütiger und die Einsamkeit erträglicher.

Ulme stellt das Selbstwertgefühl wieder her, wenn die Last der Verantwortung übermächtig geworden ist.

Walnuß hilft, sich einer veränderten Situation anzupassen, seien es Menstruationsprobleme bei Frauen oder das Wachsen der Zähne bei Kindern.

Wegwarte hilft, wenn man süchtig nach Aufmerksamkeit, besitzergreifend und in Selbstmitleid befangen ist.

Die **weiße Waldrebe** bringt den Träumer, der zu wenig Interesse an der Gegenwart hat, sanft auf den Boden der Tatsachen zurück.

Weinrebe macht die dominierende Persönlichkeit flexibler und den Machthungrigen rücksichtsvoller.

Wilder Senf verscheucht Depressionen.

Heckenrose muntert den Menschen auf, der es aufgegeben hat, seine Situation verbessern zu wollen.

Waldtrespe hilft Menschen, die unsicher sind, ob sie sich auf dem richtigen Weg befinden, und die sich im Beruf langweilen und frustriert sind.

Die **gelbe Weide** trocknet die bitteren Tränen des Grolls.

GERANIE

Das qualitativ beste Geranienöl gibt es wohl auf Réunion und in Ägypten, wo Klima und Böden ausgesprochen günstig für das Wachstum der sieben Pelargonienarten sind, die das Geranienöl liefern.

Man benötigt über 500 Kilogramm der Pflanze, die kurz vor dem Öffnen der Blüten geschnitten werden muß, um ein Kilo Öl zu erhalten. Wem es zu teuer ist, sollte sich nicht abschrecken lassen: Es läßt sich gut mit billigeren Ölen mischen.

Aufgrund seiner ausgleichenden Eigenschaften wird es gern als Massageöl verwendet und ist zudem ein wichtiges Hilfsmittel im Kampf gegen die gefürchtete Zellulitis.

Gegen schmerzhafte Hämorrhoiden hilft ein Tropfen Geranienöl in einem kleinen Becher Sahne, die auf die betroffenen Stellen aufgetragen wird.

Wer unter Fußpilz leidet, sollte die Füße in warmem Wasser mit Meersalz und fünf Tropfen Geranienöl baden und dann mit je drei Tropfen Weizenkeim- und Geranienöl in Sojaöl massieren. Wiederholen Sie diese Prozedur zweimal täglich.

Um die geeignete Atmosphäre für ein intimes *Diner à deux* zu schaffen, geben Sie jeweils die gleiche Menge

Geranien-, Bergamotte- und Lavendelöl mit einem kleinen Stück Zimtstange in ein Duftlämpchen. Der aufsteigende Duft ist fein und verführerisch.

Geranienöl allein, in der gleichen Weise angewandt, ist ein wunderbares Stärkungsmittel, besonders für jene, die bis spät in die Nacht arbeiten müssen. Fünf Tropfen Geranienöl, vermischt mit zwei Teelöffeln Sojaöl, die im Schläfen-, Kieferhöhlen- und Nackenbereich sowie in die Hände einmassiert werden, bringen vollkommene Frische, besonders, wenn man sich anschließend fünf Minuten hinlegt.

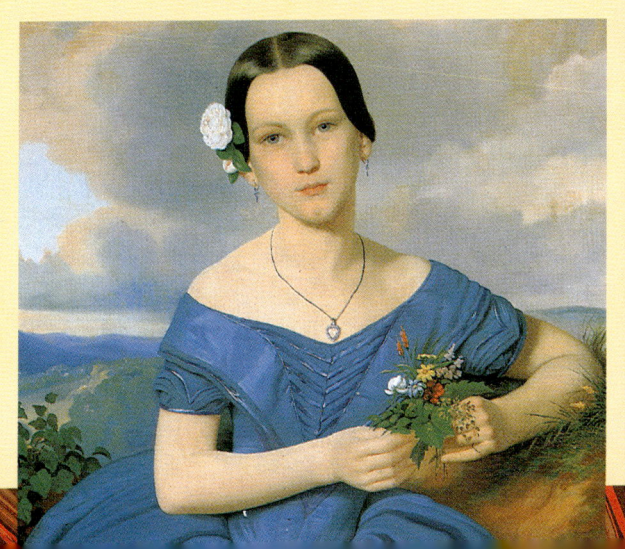

INGWER

Die Wurzeln der aus China stammenden *Zingibe officinale* bringen ein Öl hervor, welches zwar nicht so intensiv wie die frisch gemahlene Wurzel ist, aber in Mischungen mit anderen Ölen dominiert.

Es sollte niemals direkt auf die Haut aufgebracht oder unverdünnt ins Badewasser gegeben werden. Für Menschen mit empfindlicher Haut sowie Schwangere ist es in jeder Konzentration ungeeignet.

Dieses prickelnde Gewürz hat viele lobenswerte Eigenschaften. Die alten Ägypter benutzten es zur Abwehr gefährlicher Epidemien; die Griechen behaupteten, es rege die Verdauung an, und bei den Römern war es Bestandteil eines Mittels gegen grauen Star.

Die heilige Hildegard schrieb dem Ingwer die Fähigkeit zu, die Sexualkraft – besonders von älteren Männern – anzuregen. Das angeblich von ihr stammende Rezept (das aber vielleicht viel älter ist) lautet: Ein Teil Rosmarinöl, gemischt mit je zwei Teilen Bohnenkraut- und Nelkenöl und je drei Teilen Weizenkeim- und Ingweröl werden in eine angemessene Menge Sojaöl gegeben und in den unteren Bereich des Rückgrats einmassiert. Dann mußte der Patient einen Brei aus in heißem Wasser aufgelöstem Ingwerpulver und einer geringen

Menge Rosmarin und Bohnenkraut, dem man noch fünf Minuten eine Zimtstange beifügt, einnehmen.

Ingwer dient der Behandlung von Arthritis, Frostbeulen, nervösen Spannungszuständen und Erkältungen, und wird bei Krämpfen, Bindegewebsentzündungen, Kreislaufschwäche und rheumatischen Beschwerden angewendet.

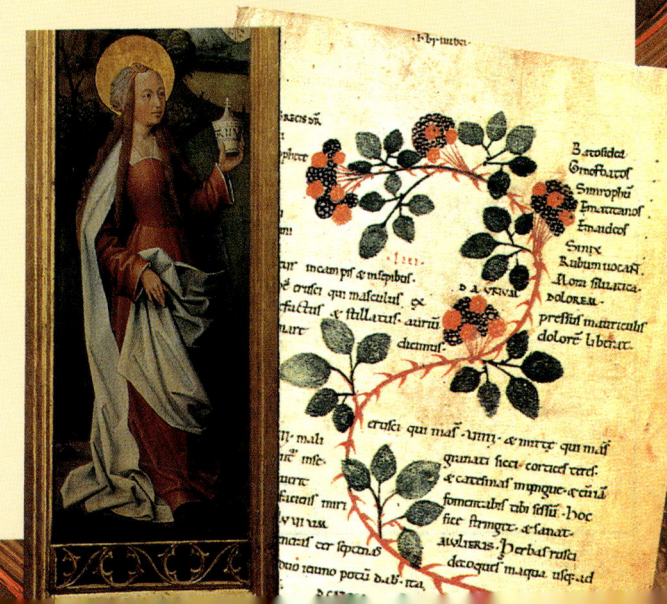

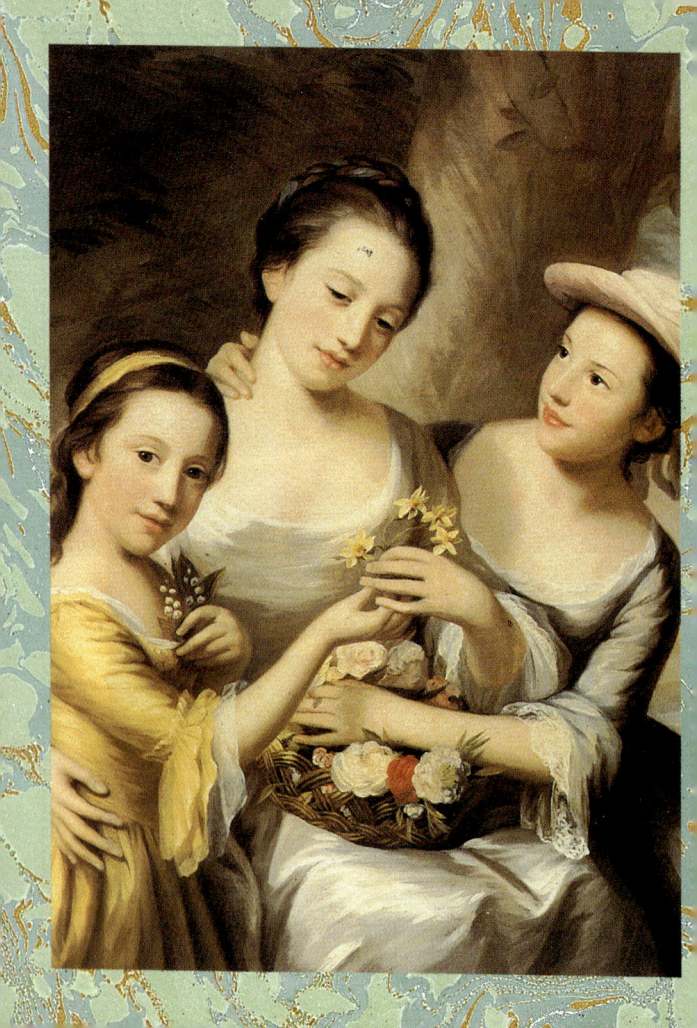

MAKELLOSE HAUT

Glücklich können sich alle schätzen, die mit einer zarten, makellosen, nicht zu fettigen und nicht zu trockenen Haut ausgestattet sind. Doch wer nicht zu diesen wenigen Glücklichen gehört, wird im breiten Spektrum der Lotionen, die die Aromatherapie anzubieten hat, eine Lösung für seine Hautprobleme finden.

Wenn jugendliche Haut nur mehr eine Erinnerung an frühe Zeiten ist, sollte man beim freundlichen Weihrauch, beim treuen Lavendel, bei der geheimnisvollen Myrrhe und beim herben Sandelholz Hilfe suchen. Bei trockener Haut helfen die bezaubernde Kamille, die prächtige Geranie, der stets zuverlässige Lavendel und die königliche Rose.

Außer bei sehr empfindlicher Haut wird eine Mischung aus Lavendel-, Geranien-, Jojoba- und Mandelöl – regelmäßig angewandt – bei jedem zum Erfolg führen. Wer zu trockener Haut neigt, sollte eine Mischung aus Avokado-, Pfirsichkern- und Weizenkeimöl mit ein paar Tropfen Geranien- und Rosenöl in die gründlich gereinigte Haut einmassieren. Bei fettiger Haut verwendet man am besten Ylang-Ylang-, Zitronen-, Zypressen- und Bitterorangenöl, gemischt mit Traubenkernöl, während bei Problemhaut eine Mischung aus Myrrhe-, Kamille-,

Rosenholz- und Lavendelöl in Kukuinußöl Besserung verspricht.

Wer den Empfehlungen der Mediziner nicht gefolgt ist und zu lange die Sonne angebetet hat, sollte mehrmals am Tag eine Lotion aus Lavendelöl in Avokadoöl auf die von der Sonne verbrannten Stellen auftragen. Wer klüger ist und in der größten Hitze Schatten aufsucht, die Hitze aber dennoch unerträglich findet, kann sich mit einem Spray aus einer Flasche mit kohlesäurehaltigem Mineralwasser und zwei Tropfen Pfefferminz- und drei Tropfen Neroliöl erfrischen. Dieses Spray wird auch von Menschen bevorzugt, die häufig mit dem Flugzeug reisen müssen.

Ätherische Öle können auch in Hautcremes gemischt werden. Hier ein äußerst wirksames Rezept: In einem hitzebeständigen Behältnis, das über einen mit köchelndem Wasser gefüllten Topf gehalten wird, schmilzt man 15 g zerstoßenes Bienenwachs in 56 ml Jojoba- und 84 ml Mandelöl. Währenddessen werden 28 ml destilliertes Wasser bis auf Körpertemperatur erhitzt. Dieses Wasser wird tropfenweise der obigen Mischung beigefügt und mit einem Schneebesen oder einem elektrischen Quirl eingerührt. Dies wird solange wiederholt, bis zwei Teelöffel des Wassers verbraucht sind. Dann nimmt man den Topf von der Feuerstelle und fährt in der gleichen Weise mit dem Rest des Wassers fort. Wenn die Mischung cremig wird, rührt man sechs bis acht Tropfen des gewählten ätherischen Öls ein, gibt alles in sterilisierte Töpfchen und verschließt diese fest.

Diese Methode ermöglicht Ihnen nicht nur, ein Öl Ihrer Wahl zu verwenden, sie strapaziert auch den Geld-

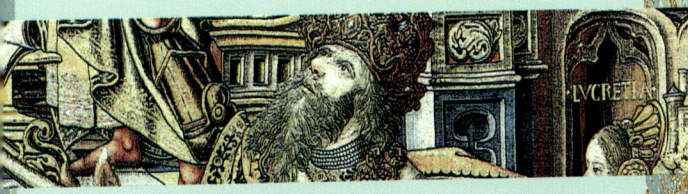

beutel weniger als die teuren Cremes aus den Kosmetiktempeln.

Und nun ein Wort an die Männer. Mit würzigen oder nach Holz duftenden ätherischen Ölen können Sie ein wirklich exklusives After-shave herstellen: Fügen Sie destilliertem Wasser einen Spritzer Apfelessig und ein paar Tropfen vom Öl Ihrer Wahl zu. Das Ganze gut schütteln, und fertig ist der Weichmacher für die frisch rasierte Haut.

WEIHRAUCH UND MYRRHE

Weihrauch war eines der drei Geschenke der drei Weisen aus dem Morgenland an das Christuskind. Der Überlieferung nach brachte es König Kaspar. Es war wertvoll wie Gold, und mit ihm wurde – wie mit der Myrrhe – überall Handel getrieben.

Weihrauch ist ein Extrakt aus dem getrockneten Harz des *Boswellia thurifa*, der in Tropfenform aus dem Stamm austritt. Erhitzt bekommt es einen öligen, harzigen Geruch, der an Kiefern erinnert. Es ist erwiesen, daß es den süchtig machenden Stoff *Trihydrocannabonile* enthält. Der aromatische Rauch vertieft die Atmung, was wiederum den Geist beruhigt. Deshalb ist Weihrauh eine wirksame Hilfe beim Meditieren und fördert die Entspannung.

Untrennbar mit der Myrrhe verbunden, läßt es sich mit dieser zu einem äußerst wirksamen Heilmittel vermischen. Es hilft bei Erkrankungen der Atmungsorgane wie Husten und Katarrh sowie bei Nasenbluten.

Hautprobleme von Akne bis hin zu fettiger und alternder Haut können mit einer Mischung aus Weihrauch, Lavendel, Myrrhe und Sandelholz gelindert werden. Weitere ätherische Öle, die die Eigenschaften des Weihrauchs unterstützen, sind Basilikum und Koriander.

Leser, die Yoga als ein hilfreiches Mittel gegen Streß und Verspannungen kennengelernt haben, werden feststellen, daß das Aroma von ein paar Tropfen Weihrauchöl in einer Schüssel mit heißem Wasser auf wunderbare Weise die Konzentration fördert.

Das Öl aus dem kräftigen kleinen Myrrhestrauch, der in Afrika und Arabien wächst, wurde sehr geschätzt. Die Berichte über die der geheimnisvollen Myrrhe zugeschriebenen Eigenschaften sind über 3700 Jahre alt.

Zum Begräbnis »kam auch Nikodemus,
der früher einmal Jesus bei Nacht aufgesucht hatte.
Er brachte eine Mischung aus Myrrhe und Aloe,
etwa hundert Pfund«
(Evangelium nach Johannes 19, 39)

Sie war bereits den alten Ägyptern bekannt, die sie zum Einbalsamieren der Mumien und als Heilmittel gegen Heufieber verwendeten. Als die Kinder Israels nach Ägypten geführt wurden, nahmen sie Behältnisse mit Myrrhe für ihre religiösen Zeremonien mit.

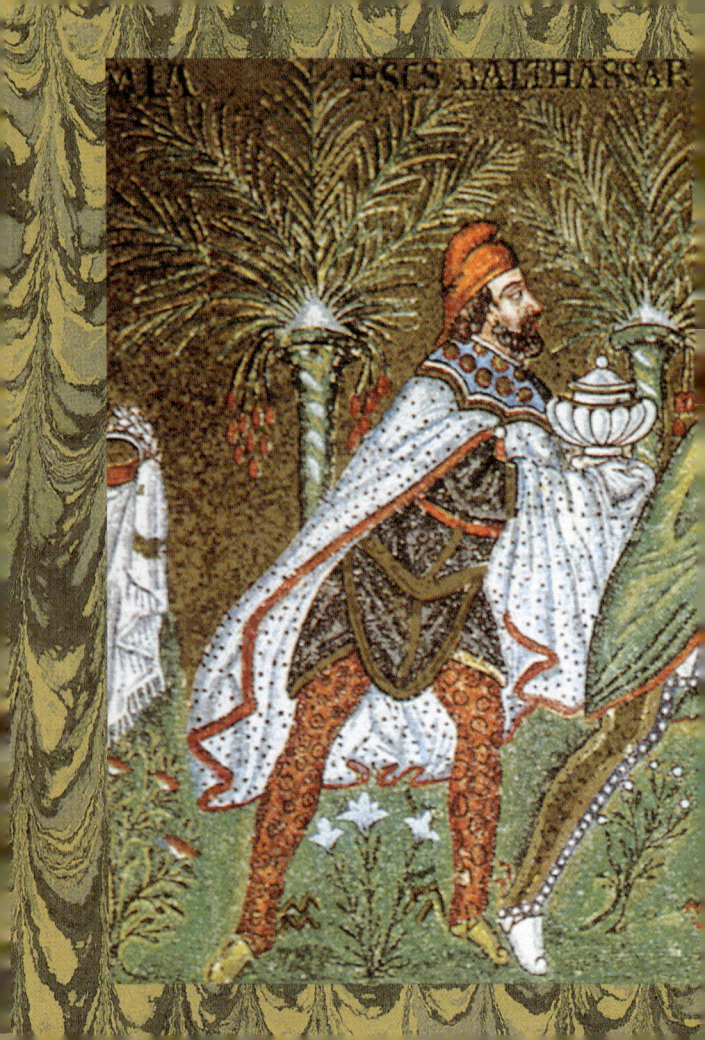

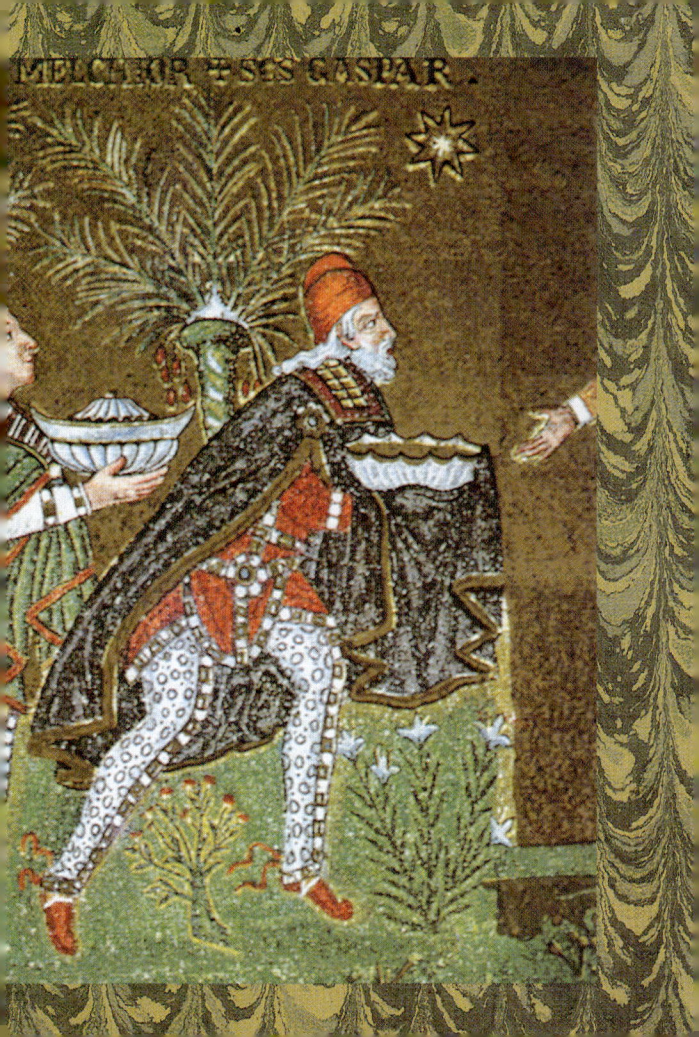

MELCHIOR + SCS GASPAR

Wir wissen, daß in römischer Zeit die Myrrhe weit verbreitet war, denn in den Annalen Roms steht geschrieben, daß im 1. Jahrhundert v. Chr. 450 bis 600 Tonnen Myrrhe von Arabien geliefert wurden.

Die Myrrhe mit ihrem würzigen, leicht modrigen Geruch, der an Balsam erinnert, findet seit jeher Verwendung als Mittel gegen Katarrh, chronische Bronchitis und andere Brustbeschwerden. Sie regt die Verdauung an und lindert Blähungen.

Zwei Tropfen Myrrheöl (oder je ein Tropfen Myrrhe- und Minz- oder Kardamonmöl) in Wasser sind ein hervorragendes Mittel zum Gurgeln bei Erkrankungen des Mundes wie zum Beispiel Zahnfleischentzündung. Es sollte aber nicht geschluckt werden.

Eine Mischung aus je zehn Tropfen Myrrhe-, Palmarose- und Weihrauchöl sowie je einem Teelöffel Borretsch- und Flachsöl erweist sich als Segen bei Hautproblemen.

Myrrhe kann man sehr gut mit anderen Ölen, zum Beispiel Zedernholz-, Zitrus-, Zypressen-, Weihrauch-, Wacholder-, Neroli-, Patchouli-, Bitterorangen-, Rosen-, Sandelholz- und Vetiveröl mischen.

Die nicht unbeträchtlichen Kosten des Myrrheöls werden vielleicht die sparsameren unter den Lesern von seiner Verwendung abhalten. Als Ersatz kann man jedoch Myrrheharz oder -pulver (in Apotheken erhältlich) in einem Mörser oder einer elektrischen Mühle, die ausschließlich für Zwecke der Aromatherapie verwendet werden, zermahlen. Das Pulver wird mit einem Trägeröl vermischt und ein paar Tage stehengelassen, bevor es verwendet wird.

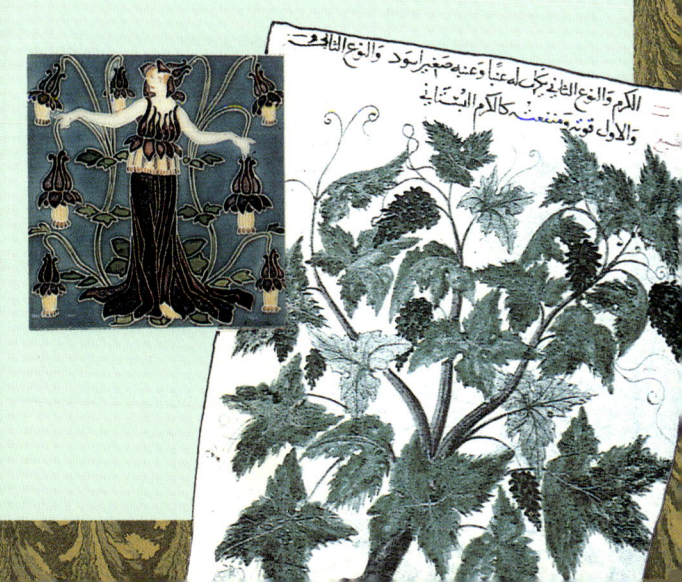

HERRLICHE HAARPRACHT

Seit Plutarch schrieb, daß ein schöner Haarschopf ein Gesicht verschönt, haben viele Männer sich zur Schilderung dieser Krönung des weiblichen Geschlechts von der Muse Polyhymnia inspirieren lassen. Milton erwähnt Haar, das »schimmerte wie ein Meteor im Wind«. Und als Richard Lovelace in seiner Gefängniszelle lag und an seine große Liebe dachte, sah er sich »von ihrem Haar umfangen«.

Die folgenden Mischungen fördern den natürlichen Glanz des Haars. Ein Teelöffel davon wird in die Kopfhaut einmassiert und erst nach einer Stunde ausgewaschen, damit die Öle ihre volle Wirkung entfalten können. Noch besser ist es, das Haar mit einem Handtuch zu umwickeln und die Öle über Nacht einwirken zu lassen. Die Anwendung wird dreimal wöchentlich empfohlen, bis das Haar gesund aussieht und glänzt.

Bei normalem Haar nimmt man zwei Eßlöffel Jojobaöl, gemischt mit acht Tropfen Thymian-, je sechs Tropfen Salbei- und Kamillen- und fünf Tropfen Lavendelöl. Das ergibt eine hervorragende und nicht zu teure Mischung. Eine andere Möglichkeit ist, dem Jojobaöl je acht Tropfen Zedernholz-, Rosmarin- und Lorbeer- sowie drei Tropfen Geranienöl beizumischen.

Wer unter trockenem Haar leidet, wird entdecken, daß eine Mischung aus zwei Eßlöffeln Jojobaöl und je zehn Tropfen Sandelholz- und Rosenholz- sowie fünf Tropfen Palmarosaöl dem Haar wieder Lebendigkeit und Glanz verleiht.

Für fettiges Haar aufgrund überaktiver Talgdrüsen sind zwei Eßlöffel Haselnußöl gemischt mit je acht Tropfen Bitterorangen-, Zitronen- und Lavendelöl ein ausgesprochen wirksames Mittel.

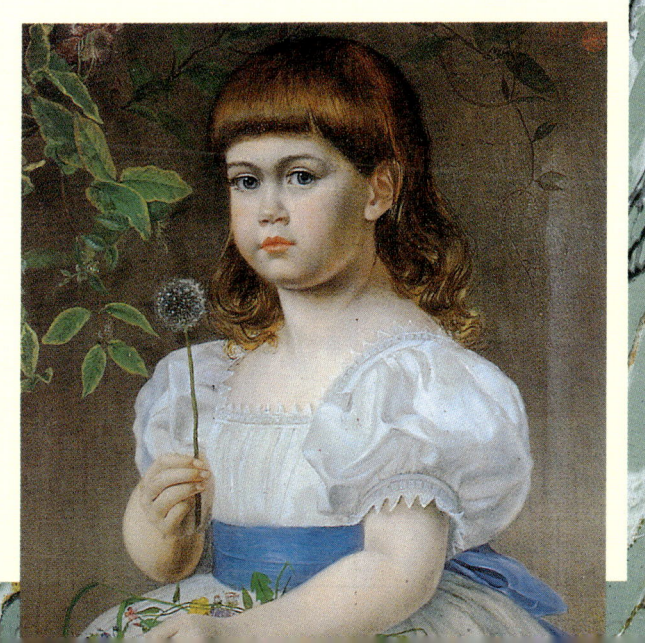

LAVENDEL

Ein Beweis dafür, daß Lavendel von alters her zur Parfümierung des Badewassers verwendet wurde, ist sein Name, der vom lateinischen *lavare* – waschen – stammt. Doch es steckt noch weitaus mehr in ihm.

Lavendel wirkt ausgleichend, beruhigend und heilend oder stimulierend und kräftigend, je nachdem, was der Körper braucht. Bei vorsichtiger Anwendung auf der Haut lindert er rasch Verbrennungen.

Die Liste der Beschwerden, die mit dem kräftigen Lavendel behandelt werden können, reicht von Abszessen und Akne bis hin zu Migräne und Muskelschmerzen.

Ein paar Tropfen Lavendelöl im Badewasser wirken der gefürchteten Zellulitis entgegen. Solch ein Bad ist äußerst erfrischend und belebt müde Geister. Bei fettigem Haar empfiehlt es sich, zwei Tropfen davon in die Schlußspülung nach der Haarwäsche zu geben.

Französische Lavendelpflücker entdeckten, daß sie ihre Kopfschmerzen lindern konnten, wenn sie einen Zweig unter den Hut steckten.

Karl VI., Herrscher über Frankreich, bestand darauf, daß seine Kissen mit dem duftenden Strauch ausgestopft werden. Daß er die Schlacht von Agincourt gegen Heinrich V. von England verlor, als Karl der Wahnsinnige bezeichnet wurde und an Wahnsinn starb, hat mit seiner Liebe zum Lavendel jedoch nichts zu tun!

Seit Jahrhunderten werden Lavendelsäckchen zwischen Leinen und Kleider gelegt, um dem Bettzeug und der Garderobe einen angenehmen Duft zu verleihen.

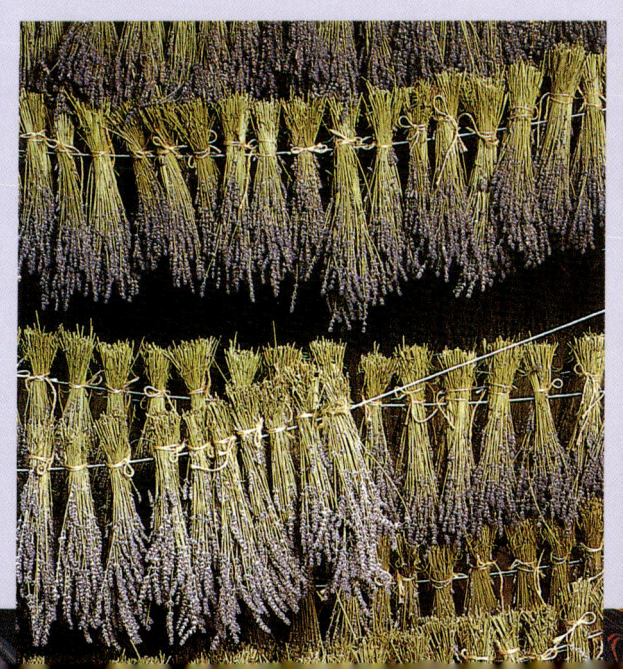

DIE KUNST DER PARFUMHERSTELLUNG

Wen überrascht es, daß der *Maître de Parfum* Marcel Rochas einmal bekannte: »Man bemerkt das Parfum einer Frau, bevor man sie selbst sieht ... ihr Parfum vermittelt den ersten Eindruck. Wenn ich sie nicht kenne, kann ich sie mir vorstellen. Und wenn ich sie kenne, werde ich auf angenehme Weise an sie erinnert.«

Indem sie dem Rauch des Feuers ausgesetzt waren, in dem wohlriechende Blütenblätter und Laub schwelten, »parfümierten« Männer und Frauen erstmals ihren Körper. Parfum kommt von lateinisch *fumus*, was »Rauch« bedeutet.

In seiner *Abhandlung über Duftstoffe* schrieb Appollonia von Herophila: »Am süßesten ist der Duft, wenn er vom Handgelenk aufsteigt.« Die schicke Coco Chanel dagegen riet den Frauen, Parfum dort aufzutragen, wo sie geküßt werden wollten.

Um bei der Verwendung von Parfum die optimale Wirkung zu erreichen, bedarf es besonderer Kenntnisse. Wer den ganzen Tag über denselben Duft bevorzugt, sollte – Madame Chanels Rat folgend – nach der Morgentoilette ein leichtes *Eau de toilette* an den gewünschten Stellen auftragen und dies nach ein paar Stunden wiederholen. Nach dem Mittagessen und noch einmal, bevor man abends ausgeht, nimmt man ein paar Tropfen vom konzentrierteren Parfum desselben Dufts.

Die Frauen (und heutzutage auch die Männer), die am Abend einen schwereren und raffinierteren Duft verströmen möchten, sollten sich vergewissern, daß sie auf denselben Hersteller zurückgreifen wie tagsüber; die Düfte ein und derselben Firma harmonieren in der Regel gut miteinander. Ich kenne eine weltgewandte Frau, die nie ohne ein Stück Seife mit ihrem Lieblingsduft ausgeht. Indem sie am Morgen das *Eau de toilette* ihrer Wahl aufträgt und beim Händewaschen immer das dazu passende Seifenstückchen verwendet, bewahrt sie den ganzen Tag über »ihren« Duft.

Wenn man sich vom Geschmack der industriellen Hersteller abgrenzen möchte, braucht man nur in die duftenden Regale in der Vorratskammer der Aromatherapie zu greifen.

Lassen Sie Ihrer Kreativität freien Lauf, und stellen Sie eigene Duftmischungen her. So erhalten Sie Ihr ganz persönlichen Parfum.

Es gibt unzählige Duftmischungen. Von den beiden hier genannten ist die eine unschuldig und zurückhaltend wie ein junges Mädchen, die andere verführerisch wie die bezaubernde Frau, nach der sie benannt ist.

Viktorianisches Veilchen

Beim Tragen dieses köstlichen, aber zarten Duftes fühlt man sich wie in einen ländlichen Garten versetzt. Geben Sie einen Teil (vier Tropfen) spanischen Flieder, einen Teil Wacholder-, zwei Teile Vetiver-, drei Teile Sonnenwende- und zehn Teile Veilchenöl in eine 7-ccm-Flasche und füllen Sie diese mit einem handelsüblichen Verdünnungsmittel auf, jedoch nicht bis zum Rand. Verschließen Sie die Flasche und schütteln Sie sie ein paarmal, damit die verschiedenen Öle sich gut miteinander mischen. Füllen Sie das Parfum in eine schöne, dunkle Flasche, und lassen Sie sie zwei Tage lang stehen.

Scheherazade

Wenn die kapriziöse Nelke mit dem standhaften Sandelholz, dem väterlichen Patchouli, der verlockenden Bergamotte und dem aufrührerischen Zedernholz eine Verbindung eingeht, entsteht ein verführerischer Duft, der bezaubert wie Scheherazade selbst. Mischen Sie einen Teil (sechs Tropfen) Zedernholz- mit je drei Teilen Sandelholz- und Nelkenöl, zwei Teilen Patchouliöl sowie fünf Teilen Bergamottöl. Zu dieser betörenden Mischung geben Sie zuletzt ein Verdünnungsmittel.

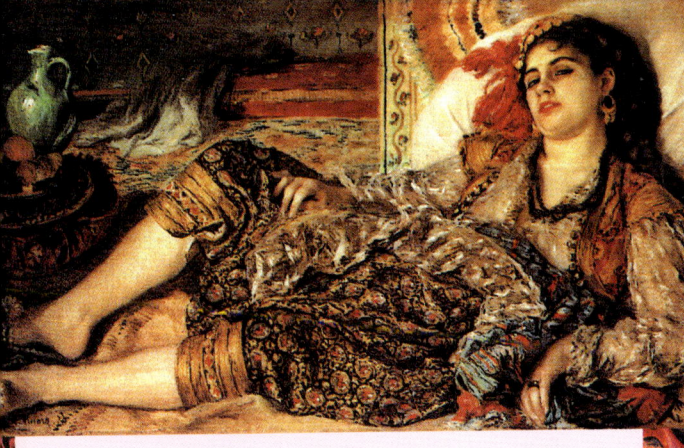

P.S.: Armer, bemitleidenswerter Montaigne. Der französische Essayist schrieb:

> Wann verströmt eine Frau den besten Duft?
> Wenn nur ihr eigener Geruch liegt in der Luft.

Sicher hat er nie das duftende Boudoir einer Dame kennengelernt. *Le Pauvre!*

DUFTWÄSSERCHEN

Es gibt viele Möglichkeiten, die wohltuenden, duftenden Öle auf Körper und Seele wirken zu lassen. Welche bevorzugen Sie?

Das Aromabad

In warmem, duftendem Wasser zu baden und das Aroma verschiedener ätherischer Öle einzuatmen, gehört zu den größten Segnungen der Aromatherapie. Denn diese Öle können entspannen oder stärken und das Wohlgefühl steigern. Nachdem das Badewasser eingelaufen ist, fügt man bis zu sechs Tropfen eines einzelnen Öls oder einer Mischung hinzu und verteilt diese mit der Hand im dampfenden Wasser. Wenn man das Öl bei laufendem Wasser beigibt, verdampft ein Großteil, bevor man ins wohltuende Bad taucht.

Eine Duftdusche

Auch unter der Dusche kann man in den Genuß der aromatischen Düfte kommen. Nach dem Waschen träufelt man bis zu drei Tropfen des gewünschten Öls auf einen gut durchtränkten Schwamm oder einen Waschlappen und reibt damit den ganzen Körper ein. Tragen Sie das Öl nicht direkt auf die Haut auf. Atmen Sie ein paar Minuten tief ein, und Sie werden als neuer Mensch aus der Dusche steigen.

Inhalieren

Als die Großmutter den Kopf des erkälteten Enkels über dampfendes Wasser hielt, das mit einer geheimen, nur der Familie bekannten Ölmischung versetzt war, wußte sie sicher nicht, daß sie Aromatherapie praktizierte.

Duftende Tücher

Ein oder zwei Tropfen eines entsprechenden ätherischen Öls, auf ein Taschentuch geträufelt, können eine beruhigende Wirkung haben, zum Beispiel beim Reisen.

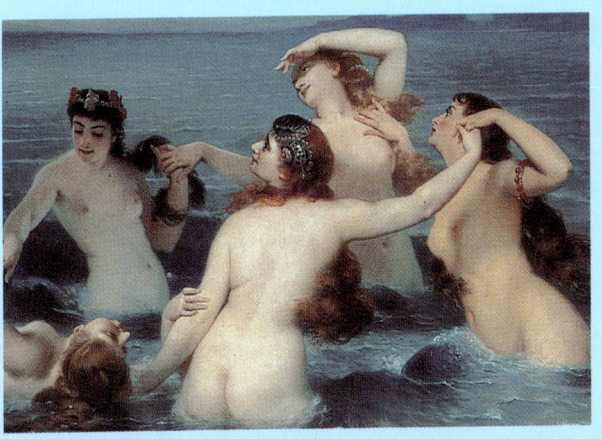

Fußbäder

Ein Fußbad (oder Handbad) in einer Schüssel mit handwarmem Wasser, dem vier bis sechs Tropfen eines entsprechenden Öls beigefügt wurden, vertreibt Erkältungen und bringt die ersehnte Linderung bei Rheuma, Arthritis, Frostbeulen und Fußpilz.

Kompressen

Lindern Sie Muskelschmerzen, Verstauchungen und Prellungen mit einer Aroma-Kompresse – kalt bei Verstauchungen, Prellungen, Schwellungen, Entzündungen und Kopfschmerzen, warm bei Muskelschmerzen, Zahnschmerzen und Abszessen. Warme Kompressen sind auch bei Menstruationskrämpfen und Blasenentzündungen zu empfehlen. Man stellt sie her, indem man mit einem kleinen Handtuch oder Baumwolltuch über genügend heißes Wasser streicht, dem man ein Öl beigefügt hat. Wenn das Tuch durchtränkt ist, wringt man das überflüssige Wasser aus und legt die Kompresse auf die betreffende Körperstelle. Wenn die Kompresse auf Körpertemperatur abgekühlt ist, wird sie entfernt und der Vorgang wiederholt, bis der Schmerz verschwunden ist. Kalte Kompressen werden auf dieselbe Art, aber mit eiskaltem Wasser hergestellt. Die Kompresse ist solange wirksam, bis sie Körpertemperatur angenommen hat.

NEROLI

Wie treffend, daß dieses edle Öl, das aus der Bitterorange gewonnen wird, nach einer Frau von adeliger Herkunft benannt ist – der Prinzessin Anne Marie de la Tremoille de Neroli.

Neroli ist ein wichtiges Antidepressivum. Mischen Sie drei Tropfen mit zwei Teelöffeln Mandelöl, und massieren Sie das Öl im Uhrzeigersinn auf den Solarplexus, den Nacken und die Schläfen. Atmen Sie zehn Minuten tief ein und aus, und stellen Sie sich vor, wie Sie sich mit jedem Ausatmen von Ihren schwermütigen Gedanken verabschieden. Bei Schlafstörungen sollte man ein warmes Bad mit ein paar Tropfen Neroliöl nehmen.

Neroliöl eignet sich für die meisten Hauttypen, doch sollte man es bei empfindlicher Haut nur in geringer Konzentration verwenden – ein Tropfen auf drei Teelöffel eines Trägeröls reichen vollkommen. Zu den Liebhabern des Neroliöls gehörte Marie Antoinette, die noch am Vorabend ihrer tödlichen Begegnung mit Madame Guillotine um ihr Lieblingsöl gebeten haben soll.

PATCHOULI

Das Öl, das durch Destillation der getrockneten Blätter und Stengel dieser stark riechenden, in Malaysia beheimateten Pflanze gewonnen wird, gehört zu den wenigen, die sich mit dem Alter verbessern; ein zwanzig Jahre altes Öl ist seinem Besitzer ebensoviel wert wie eine Weinflasche gleichen Jahrgangs dem Weinliebhaber.

Einst wurden indische, auf die britischen Inseln exportierte Schals mit Patchouli parfümiert; dies gefiel den Adeligen so sehr, daß die Weber von Paisley ihre Schals nur noch verkaufen konnten, wenn sie ebenfalls zu dieser Praxis griffen.

In geringer Dosierung einer Blütenmischung beigegeben, erfüllt das Öl den Raum mit seinem unverwechselbaren Duft; ein paar Tropfen in einer Tintenflasche verleihen nicht nur dem Brief einen angenehmen Geruch, sondern beschleunigen auch das Trocknen der Tinte.

Aromatherapeuten verwenden Patchouli zur Behandlung von Ängsten und Depressionen, als Mittel gegen fettige Haut und für gesundes, schönes Haar. Wer unter Akne leidet, sollte morgens und abends auf die frisch gewaschenen Hautstellen eine Mischung aus Traubenkernöl, Weizenkeimöl und Patchouli auftragen.

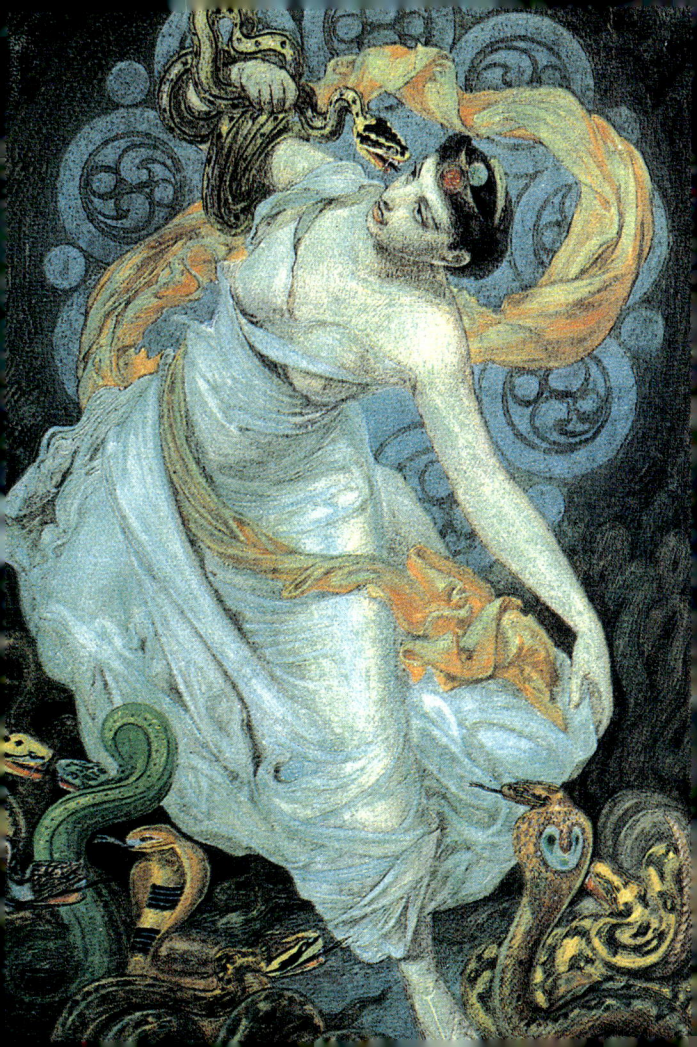

DUFTENDE RÄUME

Zahlreich und mannigfaltig sind die Düfte und Stimmungen, mit denen man sich innerhalb der eigenen vier Wände umgeben kann. Zahlreich und mannigfaltig sind auch die Mittel, die dafür zur Verfügung stehen. Das einfachste und wirksamste ist wohl, eine Zerstäuberflasche mit destilliertem Wasser zu füllen, ein paar Tropfen eines ätherischen Öls beizugeben und die Mischung im Raum zu versprühen.

Für einen Waldduft gießen sie 100 ccm destilliertes Wasser in eine Flasche und fügen 50 Tropfen Fichten-, je 25 Tropfen Lavendel- und Eukalyptus- und 20 Tropfen Zedernholzöl hinzu. Sie werden beim Durchschreiten des Raums buchstäblich die Tannennadeln unter ihren Füßen knistern hören.

Wenn Sie einen würzigeren Duft wünschen, fügen Sie derselben Menge Wasser 10 Tropfen Limetten-, 15 Tropfen Nelken-, je 20 Tropfen Ingwer-, Zimt- und Anis- sowie 35 Tropfen Kümmelöl zu. Wenn Sie die Augen schließen und tief einatmen, werden Sie sich auf einen Markt in Sansibar versetzt fühlen, wo unzählige Aromen um Ihre Aufmerksamkeit wetteifern.

Genießen Sie den Spaziergang durch einen imaginären Garten mit Ihren Lieblingsblumen, indem Sie den

Raum mit folgender Mischung bestäuben: 10 Tropfen Jasmin-, 15 Tropfen Zimt-, 20 Tropfen Nelken-, 25 Tropfen Rosen- und 50 Tropfen Orangenöl in 110 ml destilliertem Wasser.

Wer sein Leben mit Zitronenduft würzen möchte, braucht nur 110 ml destilliertes Wasser mit je 10 Tropfen Patchouli- und Orangen- und je 50 Tropfen Grapefruit- und Limettenöl zu mischen und im Zimmer zu versprühen.

Einen erfrischenden Minzeduft erhält man, wenn man 110 ml destilliertes Wasser mit je 10 Tropfen Limetten-, Pfefferminz- und Benzoeharz-, 20 Tropfen Rosmarin-, 30 Tropfen Lavendel- und 40 Tropfen Minzöl vermischt. Wenn Sie die mit diesem Duft angereicherte Luft tief einatmen, entsteht eine wunderbare Klarheit im Kopf, und nichts kann Sie mehr erschüttern.

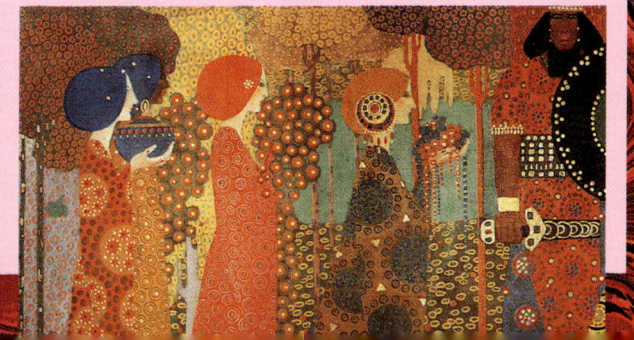

ROSMARIN

Laut Culpeper »regt Rosmarin das Gedächtnis und die Sinne an«. Tatsächlich gehört er neben Basilikum und Pfefferminze zu den drei Kräutern, die das Gehirn anregen, die Gedanken klären und das Gedächtnis fördern.

Rosmarin galt bei Griechen und Römern als heilig, beide sahen darin ein Symbol für Liebe und Tod. Jahrhundertelang wurde er bei Heiratszeremonien und Bestattungsriten verwendet.

Aufgrund seines angenehmen, kampferähnlichen Dufts und seiner bemerkenswerten Wirkkraft ist das aus dem harten, immergrünen Strauch gewonnene ätherische Öl bei Aromatherapeuten sehr beliebt. Seine Wirkung ist sogar so stark, daß es während der Schwangerschaft nicht einmal in schwächster Konzentration verwendet werden darf.

Sonst aber kann es ohne Risiko zur Behandlung von Arthritis, Bronchitis, Verbrennungen, Erkältungen und Grippe gebraucht werden. Es trägt zur Senkung des Cholesterinspiegels bei und erhöht zu niedrigen Blutdruck. Auch bei Migräne bringt es Erleichterung. Doch am besten eignet es sich zur Behandlung von Problemen des Haars und der Kopfhaut.

Nachdem wir ein Loblied auf den Rosmarin gesungen haben, muß aber auch betont werden, daß er bei zu hoher Konzentration oder Verwendung über einen langen Zeitraum bei kleinen und großen Beschwerden die gegenteilige Wirkung haben kann.

Das Öl ist sehr gesellig und läßt sich mit Basilikum, Zedernholz, Koriander, Weihrauch, Wacholder, Lavendel, Pfefferminze und vor allem mit Zitrusölen gut mischen.

Der armen Ophelia in Shakespeares *Hamlet* diente Rosmarin der Erinnerung, für Aromatherapeuten ist er ein großer Segen.

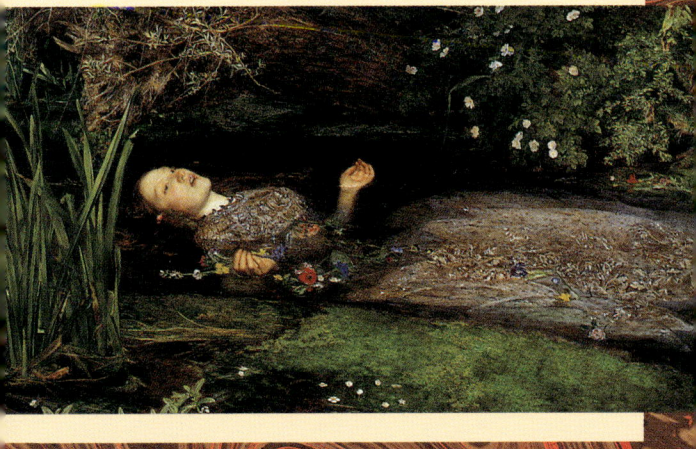

FLACKERNDE DÜFTE

Ein mit Duftlampen erleuchteter Raum beruhigt das Auge und besänftigt den Geist. Träufeln Sie mehrere Tropfen eines aromatischen Öls auf das Verdunsterschälchen, und zünden Sie das Kerzenlicht darunter an.

Für einen **Zitrusduft** verwenden Sie Grapefruit-, Zitronen-, Zitronengras-, Limetten-, Melissen-, Neroli- oder Orangenöl.

Wenn Sie ein **blumiges Aroma** bevorzugen, nehmen Sie Benzoeharz, Jasmin, Rose, Tolubalsam oder Ylang-Ylang.

Für einen stärkenden **Waldduft** wählen Sie Eukalyptus, Myrte, Fichte, Rosmarin oder Kiefer.

Pfefferminze und Minze erfüllen den Raum mit einem köstlichen **Minzegeruch**, und Piment, Kümmel, Nelke und Salbei sorgen für **Würze**.

Feiern Sie **Ostern** mit einer angenehmen Mischung aus gleichen Mengen Koriander, Geranie und Ylang-Ylang, den Mitsommer mit einer Verbindung aus gleichen Teilen Bergamotte und Wacholder oder Angelika und Zitrone. Zur Erntezeit bringen je gleiche Mengen Bergamotte, Grapefruit und Orange mit einem geringeren Anteil Weihrauch den ganzen Reichtum der Natur in die gute Stube. Das Geheimnis von Hallowe'en wird gesteigert durch Zedernholz, Muskatellersalbei und Vetiver oder Muskatellersalbei und Patchouli mit einer Spur Vetiver.

Zu **Weihnachten** empfiehlt sich eine Mischung aus gleichen Mengen Zedernholz-, Weihrauch- und Myrrheöl. Falls dieser Geruch Ihnen zu schwer ist, fügen Sie noch ein paar Tropfen Bergamotte, Mandarine oder Orange zu.

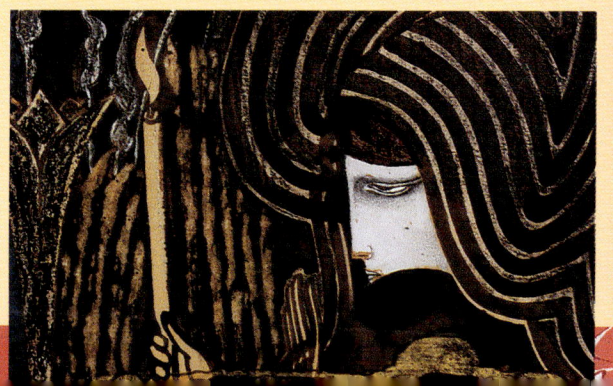

PERSISCHES ROSENÖL

Ist die Rose dem Schweiße Mohammeds entsprungen? Oder hat Bacchus bewirkt, daß ein dorniger Busch mit roten Blüten übersät wurde, als das Objekt seiner Begierde sich an den Dornen verletzte und dadurch noch mehr von ihrer überbordenden Schönheit enthüllte?

Der indischen Legende zufolge war Prinzessin Nour-Djiban so verliebt in ihren Bräutigam, daß sie die Kanäle in ihrem Garten mit Rosenwasser füllen ließ, auf dem das Liebespaar ruderte. Plötzlich entdeckten die beiden grüne Öltropfen, die auf dem Wasser schwammen. Die Sonnenwärme hatte die duftenden Moleküle des Rosenwassers miteinander verbunden, und so entstand das berühmte persische Rosenöl. Ein schönes Märchen, aber mindestens acht Jahrhunderte vor dessen Niederschrift hatte bereits der in Rom wirkende Arzt Galen empfohlen, einer von ihm entwickelten Salbe ätherisches Rosenöl beizumischen.

Das ausgesprochen teure Öl verträgt sich wunderbar mit Bergamotte, Kamille, Zedernholz, Muskatellersalbei, Weihrauch, Patchouli, Sandelholz, Vetiver und Ylang-Ylang. Es ist so hoch konzentriert, daß man nur winzigste Tropfen nehmen sollte, damit es nicht die anderen Aromen überdeckt.

Aber nicht nur das Öl der Rose wird so hoch geschätzt. Auch das Rosenwasser ist ein zuverlässiger Freund. Es ist ein kühlendes, erfrischendes Hauttonikum von bezauberndem Duft.

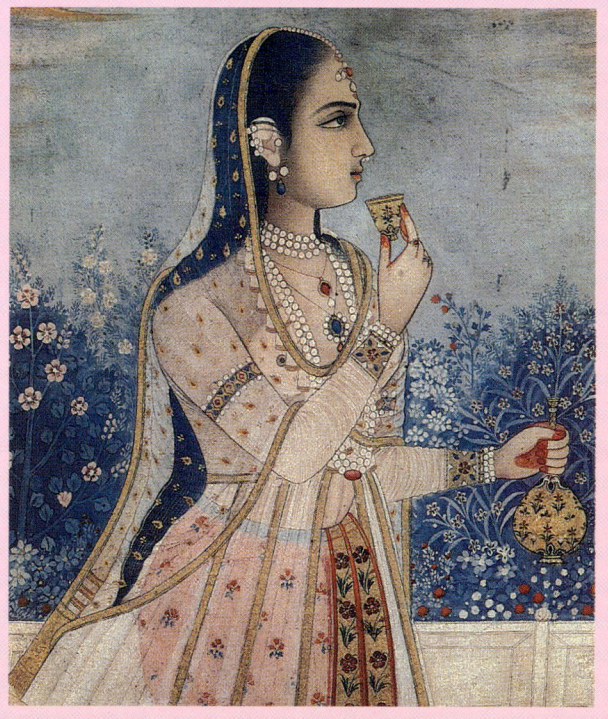

AROMATHERAPIE AM ARBEITSPLATZ

Der moderne Arbeitsplatz, sei es ein Büro, ein Warenhaus oder eine Fabrik, ist oft ein Ort des Stresses und der Belastung. Die Aromatherapie trägt dazu bei, daß sich jeder von uns in einer köstlichen Duftwolke darüber erheben kann.

Die Glücklichen unter Ihnen, die über einen eigenen Raum zum Arbeiten verfügen, können sich das Öl aussuchen, das ihnen am geeignetsten erscheint. Diejenigen aber, die mit anderen zusammenarbeiten, sollten auf ihre Kollegen Rücksicht nehmen und sie zuerst fragen, bevor sie sie mit den Freuden der stimmungshebenden Düfte vertraut machen. Vielleicht muß man mehrere Versuche unternehmen, um einen Duft zu finden, der für alle angenehm ist, aber es lohnt sich, hierfür einige Zeit aufzuwenden.

Es gibt verschiedene Möglichkeiten, den Duft im Raum zu verteilen: Vielleicht reicht schon eine einfache Schale mit getrockneten Blüten, auf die man ein paar Tropfen des Öls träufelt; eine kleine Schale mit einer Ölmischung auf einer Wärmequelle kann einen süßen Duft verströmen und die Hektik verbannen; oder man nimmt einen mit Öl gefüllten Glühbirnenring aus Messing, der auf eine elektrische Glühbirne gelegt wird, so daß der Ölduft aufsteigt, wenn diese heiß ist.

Wer etwas mehr Geld ausgeben kann, kauft vielleicht ein Duftöllämpchen oder gar einen elektrischen Zerstäuber.

Welchen Duft soll man nun wählen? Die Erfahrungen zeigen, daß sich für den Arbeitsplatz entweder die Nadelholzöle von Kiefer, Zypresse und Wacholder oder aber die Zitrusöle von Zitrone, Orange, Limette und Grapefruit am besten eignen.

Schon ein kurzer Moment, in dem man die Augen schließt und den Duft tief einatmet, bringt Erfrischung, und man läßt für einen Augenblick alles hinter sich. Eine Mischung aus Zypresse, Bitterorange und Bergamotte oder aus Kiefer, Eukalyptus und Zitrone wird Sie und Ihre Kollegen in einen imaginären duftenden Wald entführen, während eine Kombination aus Lavendel, Rosmarin und Grapefruit an die kristallklare Luft in den Bergen erinnert.

Eukalyptus- und Tea-Tree-Öl sind ausgesprochen hilfreich im Kampf gegen ansteckende Krankheiten wie Husten und Schnupfen, die uns im Winter oft plagen. Wenn der Duft nicht allen gefällt, kann man noch Zitrone oder Lavendel hinzufügen.

Pfefferminze, Rosmarin und Basilikum fördern das klare Denken – genauso eine Mischung aus Basilikum-, Bergamotte- und Koriander-, Wacholder- und Zitronen- oder Eukalyptus-, Grapefruit- und Bergamottöl.

In einer solchen Atmosphäre wird auch die Leistungsbereitschaft und damit die Produktivität steigen.

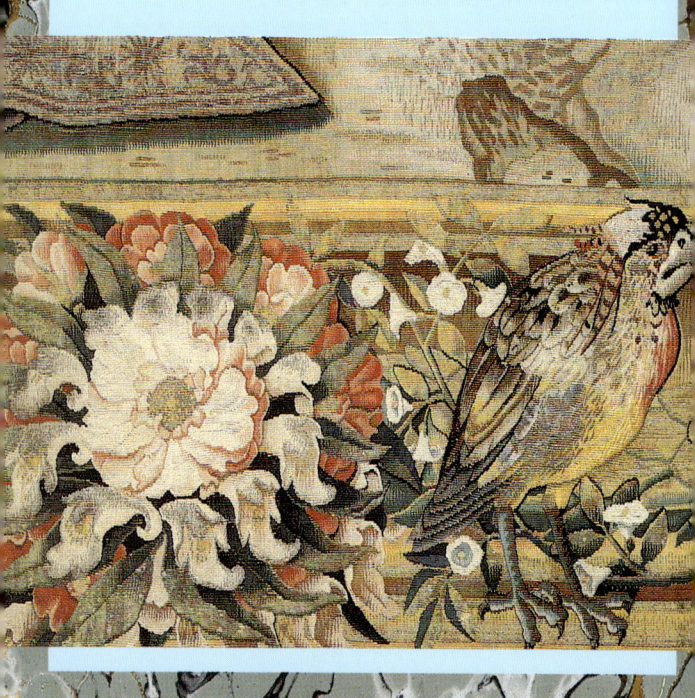

SANDELHOLZ

Kein orientalischer Duft ohne Sandelholz, keine Praxis eines Aromatherapeuten ohne ein Fläschchen mit dem nach süßem Holz duftenden ätherischen Öl, dessen Duft so verführerisch ist wie der Anblick eines geliebten Menschen.

Sandelholz wird bereits in Sanskrit- und chinesischen Schriften erwähnt. Die alten Ägypter verbrannten es, um ihre Götter zu ehren. Die Hindupriester rieben sich die Stirn mit Sandelholzsalbe ein als Zeichen geistiger Reinheit, und die indischen Ärzte verwenden von alters her Sandelholz.

Das Öl wird heute meist aus Sägemehl und Spänen der indischen Holzmühlen gewonnen. Aber die hierzu verwendeten Bäume brauchen bis zu 70 Jahre, bis sie ausgewachsen sind, und ihre Beliebtheit hat dazu geführt, daß die Plantagen weitgehend zerstört wurden.

Aus ökologischen Gründen sollte man das Sandelholzöl nur sparsam verwenden. Viele Aromatherapeuten verzichten inzwischen ganz darauf und suchen lieber nach einem geeigneten Ersatz. Dennoch, ein paar Sandelholzstückchen, die man zwischen die Bettlaken legt, verströmen einen einschläfernden Duft, der nahezu göttlich ist.

LÄSTIGE INSEKTEN

Ohne Zweifel haben die Insekten ihren Platz im göttli-
chen Schöpfungsplan, doch oft sind sie uns nur lästig
und unangenehm. Zum Glück besitzen einige ätherische
Öle die wertvolle Eigenschaft, sie zu vertreiben, und der
Aromatherapeut kennt etliche Mittel zur Behandlung
von Insektenbissen und -stichen.

Bei Insektenstichen kann man alle paar Stunden eine
Mischung aus einem Teelöffel Aloe-vera-Öl mit fünf
Tropfen Geranien-, Kamillen- oder Lavendelöl auf die
betreffende Stelle auftragen. Lavendel ist ein wirksames
Mittel bei Insektenbissen. Es gehört zu den wenigen
Ölen, die unverdünnt aufgetragen werden können. Ein
Topf mit Lavendel hält Fliegen und Motten fern. Auch ein
mit Zitrus- und Lavendelöl getränktes Stück Papier ist
eine wunderbare Waffe gegen Motten.

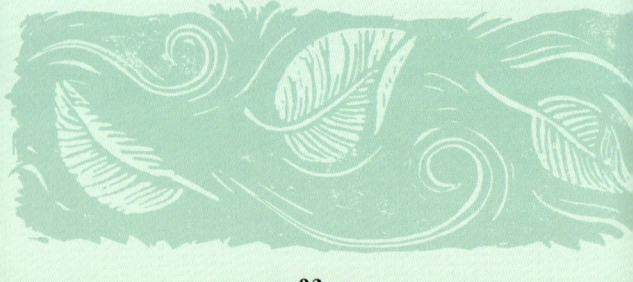

Reiben Sie vor einem Ausflug den Körper mit einer Mischung aus vier Teelöffeln Sojaöl und 16 Tropfen Geranienöl ein, und Sie werden nicht von Insekten belästigt.

Ätherische Öle sind auch treue Mitstreiter im Kampf gegen Ungeziefer im Garten. Geben Sie dem Gießwasser fünf Tropfen Lavendel- und zehn Tropfen Thymianöl bei, und rühren Sie kräftig um, so daß die Öle gut verteilt werden. Mit dieser Mischung bleiben die meisten Pflanzen insektenfrei. Die gleiche Wirkung erzielt man, wenn man dem Wasser fünf Tropfen Nelken- und zehn Tropfen Salbeiöl beimischt und den Garten regelmäßig damit gießt.

Bei bereits befallenen Pflanzen muß man zu stärkeren Mitteln greifen. Besprühen Sie die Pflanze mit einem Spray aus 110 ml Wasser mit 50 Tropfen Lavendel- und 40 Tropfen Fenchelöl.

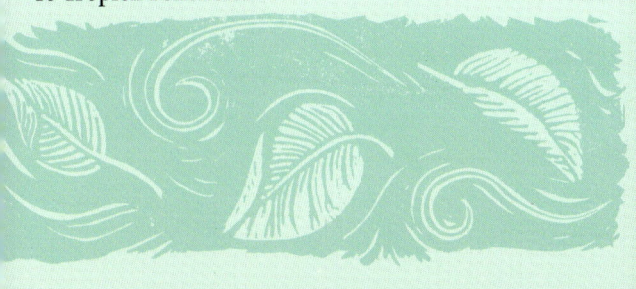

MASSAGE

Sich der wohltuenden Massage mit ätherischen Ölen hingeben zu können und gleichzeitig deren Duft einzuatmen, ist schlichtweg wunderbar. Daß diese Öle direkt in die Haut eindringen, war lange heftig umstritten. Doch wer nicht glaubt, daß die Haut genauso absorbieren wie ausscheiden kann, braucht nur die Fußsohlen mit Knoblauch einzureiben: Innerhalb weniger Stunden wird der unverwechselbare Knoblauchgeruch aus seinem Atem dringen.

Die Massage trägt zur Ausschwemmung giftiger Stoffe bei, so daß Muskelschmerzen gelindert und die schmerzenden Stellen des Körpers besser mit Nahrung versorgt werden. Die verkrampfte Muskulatur wird gelockert und die Durchblutung gefördert. Und während die körperlichen Spannungen nachlassen, lösen sich auch Furcht, Angst und andere negative Emotionen in Luft auf. Eine Massage mit ätherischen Ölen verstärkt diese Wirkung auf verschiedenen Ebenen.

Vermeiden Sie eine Massage unter hartem, künstlichem Licht. Sorgen Sie für eine angenehme Atmosphäre, indem Sie den Massageraum mit Kerzenlicht ausstatten, oder verhängen Sie die Lampen mit Tüchern in dämpfenden Farben.

Vor Beginn wird der Aromamasseur (oder die Masseurin) das Öl oder die Ölmischung aussuchen, die in einem für die Massage geeigneten Trägeröl gelöst wird. Bei Gesichtsmassagen beziehungsweise bei Verwendung von Basilikum, Kamille, Fenchel, Ingwer, Zitronengras oder Melisse empfiehlt sich eine halb- bis einprozentige Konzentration. Auf keinen Fall sollte eine mehr als dreiprozentige Mischung verwendet werden.

Es ist aus Platzgründen hier nicht möglich, all die unzähligen Mischungen zur Linderung von Schmerzen, zur Beruhigung und Entspannung der Muskeln, zur Steigerung der körperlichen Ausdauer, zum Abbau von Streß und zur Wiederbelebung und Förderung der Liebesbeziehung zu nennen. Mutter Natur hat uns mit einer solchen Fülle von Ölen gesegnet, daß es sicher auch für Sie eine geeignete Mischung geben wird.

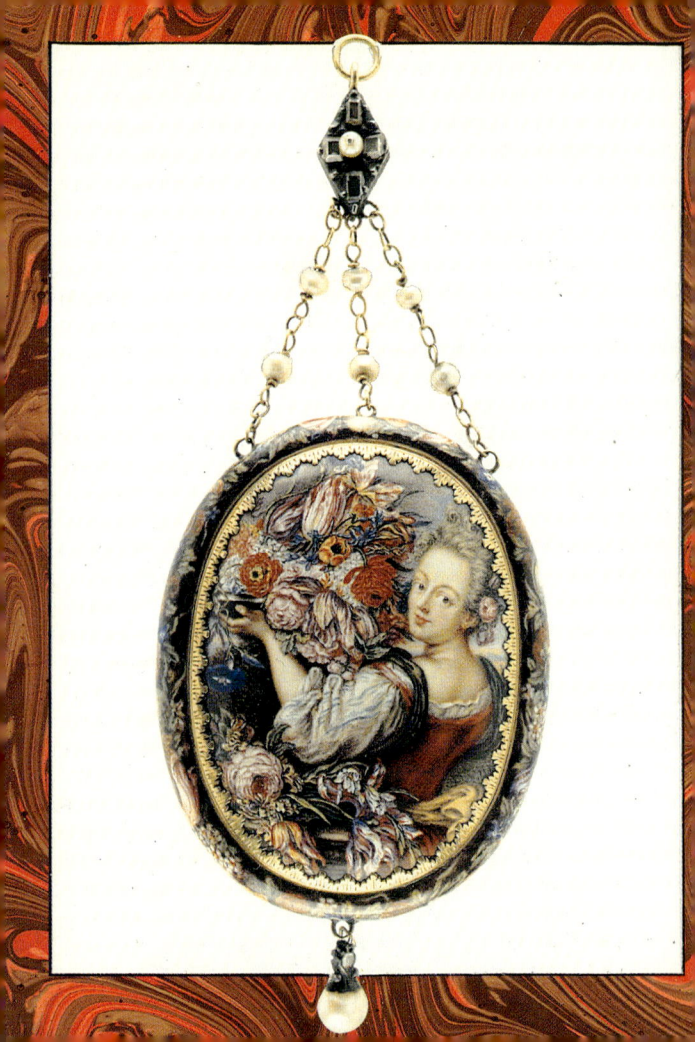

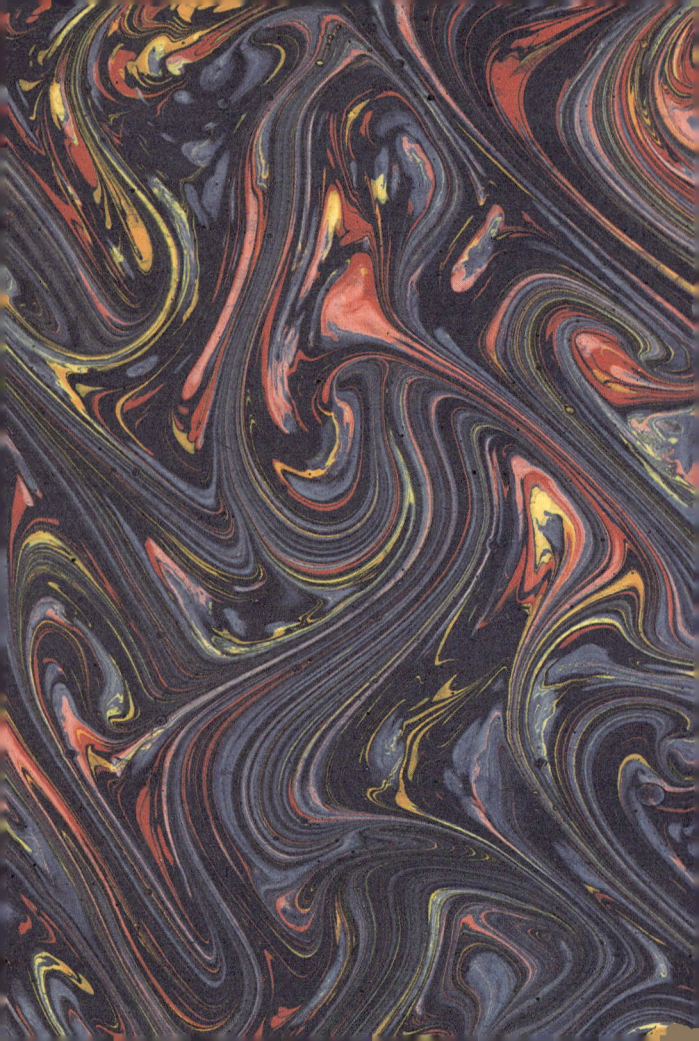